# 杏林寻云

曹云松 著　赵坤 整理

U0135476

## 曹云松医话医案选

医海泛舟，金石可镂。须弥芥子，大千一苇。

中国科学技术出版社

·北京·

图书在版编目（CIP）数据

杏林寻云 / 曹云松著；赵坤整理 . — 北京：中国科学技术出版社，2024.1

ISBN 978-7-5236-0010-8

Ⅰ . ①杏… Ⅱ . ①曹… ②赵… Ⅲ . ①中医临床—经验—中国—现代

Ⅳ . ① R249.7

中国国家版本馆 CIP 数据核字 (2023) 第 132787 号

| | | |
|---|---|---|
| 策划编辑 | 于 雷 韩 翔 | |
| 责任编辑 | 于 雷 | |
| 文字编辑 | 靳 羽 | |
| 装帧设计 | 佳木水轩 | |
| 责任印制 | 李晓霖 | |

| | | |
|---|---|---|
| 出　　版 | 中国科学技术出版社 |
| 发　　行 | 中国科学技术出版社有限公司发行部 |
| 地　　址 | 北京市海淀区中关村南大街 16 号 |
| 邮　　编 | 100081 |
| 发行电话 | 010-62173865 |
| 传　　真 | 010-62179148 |
| 网　　址 | http://www.cspbooks.com.cn |

| | | |
|---|---|---|
| 开　　本 | 710mm×1000mm　1/16 |
| 字　　数 | 177 千字 |
| 印　　张 | 11.75 |
| 版　　次 | 2024 年 1 月第 1 版 |
| 印　　次 | 2024 年 1 月第 1 次印刷 |
| 印　　刷 | 北京盛通印刷股份有限公司 |
| 书　　号 | ISBN 978-7-5236-0010-8/R·3118 |
| 定　　价 | 45.00 元 |

# 内容提要

古人云:"医之有案,犹狱之有案,据经合律,公断明决,使人无冤。"从汉代淳于意作《诊籍》始,历代中医都注重保存临床病案,记录宝贵的临床经验。一直以来,医案和医话都是我国传统医学千年传承和积累的重要组成部分。本书收录了作者进入临床工作以来的读书心得感悟和临证经验体会,为作者读书与临证相互印证结合之所得。全书按医话、医案分别整理编排,医话部分包括了作者的学医方法、临证感悟、辨证论治思路等内容,医案部分则选择了95例作者临证亲历的真实病案,有得有失,详录体会。临证时病证复杂多变,医者不仅要具备对常规疾病的鉴别及治疗能力,还应具备对特定病种和疑难杂症的辨证处理思路。

本书语言平实,论述质朴,医案真实,具有很强的临床实用性,希望对中医工作者和中医爱好者研习中医有所启发。

# 刘 序

　　《杏林寻云》乃我院青年中医曹云松老师的最新临床总结，该书所记为其切身感悟与临证经验，以病案为基，先论后方，叙议结合，内容丰富。医书命名颇有深意，据《神仙传》记载："君异居山间，为人治病，不取钱物，使人重病愈者，使栽杏五株……郁然成林……"故人们用"杏林"称颂医生。南北朝谢朓《游东田》诗曰："寻云陟累榭，随山望菌阁。"寻本指长度单位，有探索求知之义，寻云便寓意为登高望远、乐而好学、出尘离境，又指云松老师于临证之中，究其表里虚实寒热之真，故症既洞彻，药自效灵。

　　中医药学是中华文明的瑰宝。学习中医要做到"三通"，即文理通、医理通、哲理通。只有具有较深的文理和哲理，才能深入地理解中医理论，指导实践，成为名医。好中医，要有深厚的古文功底，"医者，书不熟则理不明，理不明则识不精。临证游移，漫无定见，药证不合，难以奏效。读书而不临证，不可以为医；临证而不读书，亦不可以为医。"此书为理论与临证相互印证、互通融合的佳作，既通俗易懂，又深含医理，于平凡之中见神奇，寓医理于病案之中，蔚然成章，很值得阅读推荐。

　　中医学是中华传统文化的璀璨明珠，我国自古以来就有"大医必大儒"的说法。云松老师在临证时，善用辩证的思维方法，用整体恒动的观念综合分析局部疾病与整体的关系，以及新病与痼疾的关系；用阴阳学说联系五行学说、藏象学说、经络学说等，辨证施治，灵活用药，效果显著。该书涉猎丰富，医话洋洋洒洒，有短小精悍之作，如浅谈舌苔、学习方法探究等，又有较为系统论述，如温热病、湿热病的见解；医案则以内科杂症为主，旁参外妇儿科等，兼有按语以详尽解说，理寓于案，言而有据，实为难得，且医案均为实战经验总结，可师可法，颇有古风。有自我思考辨析之风格，遣方用药不拘一格，如清内热兼祛外寒、补益与攻邪并用、化痰活血共治等，均体现出其变通之思维，宋代许叔微曾言："予读仲景书，用仲景之法，然未尝守仲景之方，乃为得仲景之心也。"云松老师亦为善学古书，融会古法，而活用古方也。

云松老师善于思辨，中医经典基本功扎实，曾代表医院参加全国《黄帝内经》知识大赛获得社会组总决赛冠军，是读经典、作临床的榜样，能够很好地将经典与临床融会贯通，实属难得。今其医话医案集腋成裘，值得推荐给大家，故乐为之序以致贺。

北京中医药大学东方医院党委书记、院长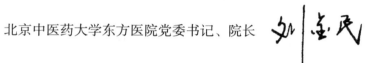

# 张　序

随着《"十四五"中医药发展规划》出台，中医药迎来了一个新的发展时期。学术界颇需要一批学有所成、临床有建树的中医师分享其经验。曹云松作为我院中医翘楚，广博经典，精于临床。喻昌曾言"医之为道大矣，医之为任重矣"，云松在临证时总是"省病诊疾，至意深心，详察形候，纤毫勿失"，疑难杂症经其手常能沉疴顿愈。

医案是医生治疗疾病时辨证、立法、处方用药的连续记录。现今所见最早有实际内容的医案，为《史记·扁鹊仓公列传》中所载扁鹊治赵简子、虢太子、齐桓侯三案及淳于意的《诊籍》。尤其后者，被视为后世医家之滥觞。

云松曾于我提及，一直想将自己的临床经验总结分享，但奈何因门诊工作繁忙，多年来一直未能将此心愿了结。今收到云松《杏林寻云》一书完成的消息，我倍感惊喜。细细读之，真是"慨然叹其才秀也"。云松的这本《杏林寻云》既有丰富的医学理论，又有大量的医疗经验；既有辨证方法，又有处方用药；既有一般病而诊疗别具一格，又有疑难证而处治独辟蹊径。该书夹议夹叙，颇有意趣，不仅理论医话发人深省，书中医案更是能让人受益匪浅，颇有古风。"医之为道，非精不能明其理，非博不能至其约"，医话巧于平淡之中见哲理，灵变而有规矩，医案妙在辨证施治老练，譬如老吏断狱，前后推敲，考究得失。用方则随手拈来，一气呵成，不拘泥于经方、时方，常寒温并用、攻补兼施，足见其涉猎广泛，融会贯通。云松常称其"精于温病而疏于伤寒"，待看到此书，则发现是其自谦尔，实乃融寒热温凉于一炉，并多家经验与自身体悟而成方。

"人之所病，病病多；医之所病，病方少"，我常告诉即将步入临床工作的中医学生，要想当个好中医必须"博涉知病，多诊识脉，屡用达药"，多读书、多读好书便是达到这个目标的一个途径。

云松废寝忘食，终于将其医案医话完成，该书不仅将其临证经验倾囊相授，还将其临床验案按系统分门整理，案后更有其分析与感悟，示读者以法。难能可贵的是其胸怀坦荡，书中亦有误案、错案的记载，似较寻常医案，更能给人以启迪。为云松新书做序，实乃幸事一件，欣然而乐之。


　　　　　　　　北京中医药大学东方医院副院长

# 韩　序

　　值中华民族伟大复兴之际，作为中华传统文化优秀代表的中医学，正处于蓬勃发展之中。正本溯源，尊古宜今，以其独特的魅力获得了我国人民乃至世界人民的青睐。云松入岐黄近二十载，始终秉持赤子之心，醉心于中医临床，以患者为本、疗效为先，勤思善思、知行合一。云松之于岐黄道，至精至诚至纯，纯粹无瑕，正合绮石先生《理虚元鉴》中所述"物性有全身上下纯粹无疵者，惟桑与莲"之本意。云松曾为余之博士生，因结师生之缘。科研工作上，余稍年长，或有一定指导；临证辨治上，师生共话，余亦所得甚多。

　　这部医话医案选应运而出，实乃云松业习岐黄近二十载的所思所得汇集而成。旬日之内，余读此医案医话，如见涓涓细流、如入桃花源林，畅快之至。其中医话二十六则，言临证常见而又困惑诸多中医师的话题；医案九十五则，谈急症、外感及五脏内伤杂病。全书涉猎甚广，排列洒脱烂漫，行文通俗易懂又穿插引经据典，颇有白公居易之风骨，读之如与其把盏畅谈，尤为欢快。而每一话、每一案，又是完整的。读了一话，还想读下一话；读了一案，更想读下一案。

　　医案中，有众多验案、多是疑难顽症，亦有失治误治之案经验分享。病证信息清晰全面简洁，辨证丝丝入扣，论治处方有条有理。辨治思路清奇，不拘一格，融八纲辨证、脏腑辨证、六经辨证、三焦辨证、卫气营血辨证、气血津液辨证、经络辨证等为一体，而实际上每则医案中，又是多种辨证法相结合，主次分明。

　　医话将所思所想和临证所得凝练成精华。医话的思想，又具体体现于各个医案中。如"案17：调和寒热、泄浊通腑法治疗腹痛案"中"路路通、莱菔子以通腑行气利水，生槐花、马齿苋以祛除肠道积攒之湿热秽浊"，诚然是"利水、化痰、通腑、活血等方法犹可归类于祛邪法范畴"的鲜活实践。

"整体观"和"辨证论治"是中医学的两大法宝，以"人体是一个开放独立且系统复杂又与自然界和人类社会相互影响"和"具体问题具体看待"为原则。医话中"三、对过敏性鼻炎的感触""九、时医流弊之探讨""二十五、从五脏体用观谈中医临床脏腑之补泻""二十六、中国历史气候变迁与中医流派之间的关系浅谈"等内容深入探讨了"人体生理病理与自然界气候、日常生活习惯的关系""从众思维定式的弊端"及"五脏为本的系统辨治论"等宏观话题，是两大法宝的深刻体现。

　　医话医案前后交相辉映，见于此处、印证于彼处，可为初学者启发思维、提升兴趣，又可为久有临证经验者融入新的思想火花、开阔格局。余读之甚佳，乐为之序！

北京中医药大学深圳医院院长　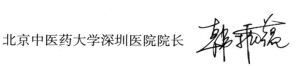

# 任　序

中医学博大精深，源远流长，为中华民族的繁衍生息做出了巨大的贡献。自古以来，多少名人医家，绘制出了多彩绚丽的中医文化。

中医的阴阳学说，又为现代的二进制理论和计算机技术奠定了基础。

曹云松医生酷爱中医这一瑰宝。努力学习，勤于思考，扎根于中医文化之中。钻研古代医籍，熟读四大经典。学习古人和现代医家的经验。并且勇于实践。特别是曹云松医生能够活学活用，把中医理论和自然科学相联系，使天人相应的观点更加直观和现实。

他曾获全国《黄帝内经》知识大赛社会组总决赛冠军。在承担了一些行政工作后，他仍坚持学习，参加门诊工作，为病人解除病痛。

曹云松医生还善于总结经验。他把在工作中的经验，教训和体会，编写成医案，给同行们借鉴。本书就是曹大夫把多年积累的病例奉献给大家。每个病案无论是成功还是失败，都加注了自己的体会。使人读了以后，可以得到借鉴和启发。

这是一本基于实践和思考后的总结。希望大家喜欢。

北京中医药大学东方医院主任医师

# 前　言

　　我的童年是在民风淳朴、风景如画的河北农村度过的，孩童时期的记忆比较模糊，只记得当时无忧无虑，不谙世事。求学时，中规中矩，自知并非天资聪慧之辈，所以不敢懈怠，唯有持之以恒。记得当时高考结束填报志愿时，村中长者及父母常常与我漫步于田间小径，谈论该如何选择取舍。长者为村中赤脚医生，中西医均有涉猎，亦掌握民间单方验方，平素也时常谈论行医中所遇之事，其曾言：不如专心学习一门技艺，以保全此身，医学是个不错的选择。当时只觉似有感召，后果然步入中医之门。

　　求学期间除正常课程外，我开始寻找相关中医著作自行研读。记得刚刚入学不久，我从图书馆借阅的第一本书是秦伯未《谦斋医学讲稿》，但因学习中医时间尚短，不能理解书中内容，做过一些笔记也都忘记了，不过中医的种子已然悄悄埋下，从此便开启了中医生涯。从大学到研究生，再到参加工作，始终未曾懈怠放弃。求学期间多以阅读著作为主，兼有看病处方，时常拜师访友，交流学习心得，临证相对偏少一些，对疾病种类和治法感悟不太深刻。工作之后，自由处方机会大大增加，积累的经验逐渐增多，后到各个科室病房轮转学习，常遇到顽难痼疾及迁延不愈的病种，如顽固性水肿、慢性肾衰竭、持续性高热、难治性腹泻等，逐渐体会到中医奇妙之处；同时也会遇到危急重症，如急性心力衰竭、急性肾衰竭、急性肺炎、急性消化道出血，以及慢性肾衰竭合并心力衰竭和肺炎、多种耐药菌重症感染等疾病，在治疗这些疾病时体会到中医学对危急重症的治疗效果，也触摸到中西医学各自的优点。西医学未曾传入国内之时，中医学对危急重症、疑难杂症等也具有相当丰富的经验。随着社会的发展进步、学科的细致划分，病种已被自然筛选，古代的坐堂大夫与当今的门诊医生有很大差别，现代的门诊、病房、重症室的设置已将病种自然分流，有些病种只有在特定的科室才能见到，所以身在门诊难以窥其全貌。因此，我将阅读的范围扩大，开始学习古代典籍中有关危急重症、疑难杂症的经验，以提高中医临床疗效。曾有一例慢性肾衰竭合并急性心力衰竭患者，西医治疗后症状缓解较慢，经过辨证给予大剂人参、附子、山萸肉、当归、干姜补气敛脱，温阳强心，茯苓、葶苈子、猪苓利水平喘，木香、枳壳行气导水下行，麻黄宣肺开水之上源，再加桃仁、红花、泽兰活血化瘀。患者服药一两剂后症状大为缓解，切身体会到古人所言不虚。此方其实是综合了诸多前辈医家的理论实战经验，糅合了四逆汤、来复汤，以及章次公、姜春华等医家论述，我相信这也是他们临证实际治疗病例的真实记录。此外，临床中遇到无明显症状但化验指标异常的患者，如血尿蛋白尿、肝功能异常、血脂血尿酸升高等，相当于对当代中医提高了要求，因为古人治病着重于症状改善，并无化验检查。症状改善并不意味着疾病痊愈，根据上述情况，在治疗疾病的同时，我也在不断寻求改善指标异常的路径。

总体而言，我在中医研习方面以自学为主，也有良师益友助力。读书临证中时常会遇到问题和瓶颈，如果拜师访友而不得，就在古代典籍中寻找答案，或者暂时搁置，日久反倒顺然而解。在这样的理念下，我逐渐扩大了阅读范围和治疗疾病的种类，积攒了一定的临床经验。中医学习不是一朝一夕之功。清代医家赵晴初言："医非博不能通，非通不能精，非精不能专。必精而专，始能由博而约。"我也秉承了这样的理念，先广泛博览，遍阅古今典籍，结合临床实践，然后再逐渐转向专门的病种或一类系统疾病，做到"先广博，后精专"，这也是以后中医生涯中必然经历的过程。

我读书比较杂，也比较快，其实不太符合很多老中医前辈所要求和提倡的方式，岳美中老中医曾说"读书宁涩勿滑"，也是要求做到精读细读。而我恰恰没有按照这样去做，不过，草草翻阅过后发现确有见地的著作，也会细读几遍。在这些年的读书临证中也逐渐发现，读书要有计划性和系统性，不能随手拿起来就读，没有章法，容易茫然无措。对古代流派、医家的理论经验掌握也相对片面，对长期学习规划而言后劲不足。近些年来我阅读温病诸家的著作多一些，从温病四大家、孟河学派，到近现代温病大家，均有所涉猎，尤其对将温病运用于临床急性外感病、内科杂病中进行了思考和总结。经过一个阶段的学习，发现短板和掣肘之处，再次对李东垣、张子和、刘完素和朱丹溪的理论进行学习，领悟到元气虚阴火起比较适用于临床，虽然东垣的理论有一些瑕疵，同时也学习到子和祛邪法在目前社会环境下的适应范围，对朱丹溪的理论曾反复阅读，也认同其"阴精易亏难成，虚火内生者颇多"的观点，但就其方药值得进一步商榷和补充完善。后来，又对张景岳、张石顽、喻嘉言、徐灵胎等先贤的经验进行了学习，受益匪浅。尤其是张景岳，博学精研，具有创新和开拓思维，很值得深究。曾经接触到伏气温病理论，也翻阅了古今医籍，对叶霖、柳宝诒、刘松峰等先贤的观点进行学习，收获良多。渐渐有一些思路，对于急性外感热证，以伤寒、温热的理法方药进行论治，旁参陶节庵及俞根初等先贤的观点，同时加入现代医学对急性外感热病的认识；并将温病中湿热病的理论及方药进行吸收改变用于临床杂症，其中王孟英、叶天士、薛生白等名家，以及近现代姜春华、周仲瑛、何绍奇、张菊人等前辈的观点对我影响较大。根据南北方差异、社会背景不同、饮食习惯差异等因素，进行变革后验之于临床，效果颇佳。

我平素也喜读各家医话医案，其实明代以前的大多数著作都是理论与医案放在一起的，明代《名医类案》后才开始有真正的医案著作大批问世。医话而言，我喜欢王孟英的《潜斋医话》、赵晴初的《存存斋医话》、曹炳章的《清代名医医话》、秦伯未的《清代名医医话》，以及近现代的《五部医话》。医案方面，我看的多一些，认为《临证指南医案》为首，能够启迪思维，还有《王孟英医案》《孙文垣医案》《诊余举隅录》《醉花窗医案》《谢映庐医案》《诊余集》《程杏轩医案》等。此外，很多近现代的医案集也值得学习，尤其是新中国成立后的老中医经验集，他们既有中医思维，又能与现代医学相结合，将中西医进行了探索融合，很是宝贵。

总体来讲，我的学习经历并没有系统性和计划性，而是在不断摸索中进行的，为此难免会走一些弯路，所以还是要像前辈提倡的那样，要有计划有系统地安排学习，才能做到有条不紊，搭建起框架，对中医思维的建立和形成有很大帮助。孔子云："学而不思则罔，思而不学则殆。"学习各家理论经验要具备思考能力，不能人云亦云，深信不疑，甚至奉为金科玉律，一字不可删减和怀疑，这是不对的。同样，仅仅是胡思乱想，浅浅看过几本书就天马行空，自认为如何，也是不可取的。很多时候我们在临床中有所感悟和心得，觉得有新的发现，可能古人早已阐述和说明过了，所以持续不断的学习也是必需的。曾经看到有些老中医曾言：学习应该从源到流，这样比较顺畅，开始难而后容易，如果从流到源的学习，开始易而后艰难。就目前的环境而言，大部分人还是从流到源的模式，如果能够持之以恒，不管何种学习方法，最终都会取得一些成就。正所谓"博及医源，精勤不倦"，就是要求我们不仅要博览名家著作，还要深入探索，这是一个需要长期坚持的大工程。《内经》曾言："上工十全其九，中工十全其七，下工十全其六。"何绍奇亦曾问学于蒲辅周老前辈，蒲老言自己仅为下工，虽为谦虚之言，但能够"十全其六"也非常难得了。我自认天资愚钝，唯有勤学不辍，才能弥补一些，时刻将此言谨记于心。

本书为我多年读书和临证体验之汇总，不足之处难免，贵在真实可信。医话是平时读书时有所感悟，随心而发，有可能已经有前人先得我心。医案均为本人亲身经历，有得有失，择选有所体会者记录，常规理法方药并未收集。记得何绍奇称最喜欢自己编著的《读书析疑与临证得失》，因该书是读书与临证相互印证结合的结晶。近现代也有很多名医大家值得学习，我个人比较喜欢裘沛然、干祖望、姜春华、朱良春、何绍奇、彭坚等老师的著作，可能与我比较注重实战有关。曾经记得与一位老师谈及中医流派及用药风格的问题，一位医家的理论和方药形成，是基于社会时代大背景的，同时与气候、地域、饮食、风俗，以及文化、制度、传承等均有关系，还与其个人经历、教育程度、性格秉性关系密切。这或许也是我在读书临证中逐渐形成经验的原因。

笔者看书较多较杂，临床遇到的病种也众多，故要求必须具备对常规疾病的认识及治疗，同时也需要对特定病种和疑难杂症有一定的处理方法。从某种意义上说，我可能不属于任何学派，只是惯用一些辨证施治的手法而已，既包含温病学派、寒凉学派的内容，也涉及补土学派、温补学派的内容，同时还旁参了许多名医大家的经验，可以称为"杂方派"或"实战派"。书中所述均有涉及，尽管将其分为医话和医案，其实二者不能截然分开，毕竟理论与临证是相互贯穿其中的。

我平素仰慕古今名医大家，尤其是持论公允、认识卓然，且不拘一格、敢于突破的临证大家。虽天资愚钝，需长久磨炼，但好在韧性尚可，期盼能够遥望一二。书名"杏林寻云"，意为在中医浩瀚之海中，踏前人之足迹，孜孜探寻求索，周流不息，以明己志。

曹云松

癸卯年仲秋

# 目  录

## 医话篇

## 医案篇

医话篇

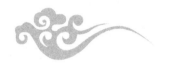

## 一、关于抓主病，抓主症

阅读各代医家医案，从辨证角度而言，均强调"抓主病""抓主症"。不论是病证还是症状，都在着重强调抓住主要疾病、此次疾病的辨证分型以及具体辨证分型的主要症状，也就是"主要矛盾"和"次要矛盾"和主要矛盾的"主要方面"和"次要方面"的问题。然而在临证实际中，接触实际病例时，往往首先得到的信息是症状，通过症状结合舌象、脉象，再追溯病史，得到相应的证型，最后归于哪种疾病（其中不乏按症状而命名的疾病，在此不作叙述）。这样看来，我们反复强调"抓主病""抓主症"，但在临床中却往往出现反序的过程，是一个逆推的思维逻辑方式，"病"和"证"需要我们进行细致的分析辨别才能得出，这也是认清疾病、认清分型和主要症状的重要性。将整个过程进行复盘以后，再进行遣方用药，成功率就会提高很多，古人所谓思绪良久，灵光乍现，其实是在深入阅读大量古籍，长期在临证中积累经验之后的反应，"问渠那得清如许，为有源头活水来"，不断地学习积累是最好途径。

关于某一疾病的病因病机及辨证分型问题，我们往往看到书籍上在论及某一疾病的致病因素时，多会提到"致病因素为外感、饮食、情志、房劳久病……"几乎每种疾病都无法脱离这几个病因病机，辨证分型也是不外乎外感、内伤等，这样容易让初学者摸不到思路，而且各个疾病之间也很容易混淆，不利于临床实际使用。然而在临床中复杂病因病机比比皆是，辨证分型也呈现多样化，而"抓主病""抓主症"正是对上述弊端的纠正。临床辨证时不能完全按照书本来，会出现太胶柱鼓瑟的问题，不能看到多个症状，就认为既有气血不足、肝肾亏虚，又有痰湿、瘀血、浊毒阻滞。诚然，临床中这样的病例是存在的，但是，更要划分出主症、主病，抓住一点，集中于一点，如果是先祛邪，也要分清是化痰、活血还是利湿；如果是先扶正，也要分清补肺脾之气，还是滋肝肾之阴，总有一主法、一主方、一主药，这样才能集中治法、方剂、药物于一体，达到最好的治疗效果。徐灵胎《医学源流论》说："欲治病者，必先识病之名，一病必有主方，一方必有主药。"正是此道理。

## 二、祛邪法的畅想

祛邪法在治疗方法中占有非常重要的地位，从古至今逐渐演变，目前许多方法已然废弃，实属可惜。广义的祛邪法包含范围广泛，以熟悉的汗、吐、下三法为代表，如《伤寒论》中瓜蒂散的吐法、承气汤类的下法、麻桂剂类的汗法等，其实利水、化痰、通腑、活血等方法也可归类于祛邪法范畴。金元四大家独树一帜的张子和更是将祛邪法充分发挥，其观点"陈莝去而肠胃洁，癥瘕尽而营卫昌"颇有可取之处。我在临证中曾遇到一位患者，对祛邪法有所感悟。杨某，男，86岁，长期血液透析，卧床多年，饮食极差，留置胃管已一年余，平素给予肠内营养液支持，但时有恶心呕吐，中西医治疗均效果不佳。患者舌淡苔薄白，两脉沉弱，服用过的方剂不胜枚举，如四君子、香砂六君子、小柴胡汤、六味地黄丸、血府逐瘀汤、小陷胸汤、青蒿鳖甲汤、蒿芩清胆汤等，但治疗效果总体一般。患者有次病情突然加重导致消化道出血，伴恶心呕吐，呕吐物为黏滞痰涎样，经西医治疗后血止不出，禁食水，当时精神倦怠萎靡，整日嗜睡，家属已开始准备后事。但患者数日后竟然精神逐渐好转，当时怀疑是否存在假神状态，但观察后并非如此，继续开始治疗后精神状态较发病前更佳。思绪良久，考虑可能因患者长期病邪不解，卧床而不能活动，气血壅滞于内周流不畅，且日久痰浊、食积、瘀血阻滞于胃肠及经脉，类似于河流壅塞不通，自小溪至江河湖海，均为闭塞不畅，痰浊瘀血积滞塞满经络，困阻脏腑，日久则见纳差、疼痛、麻木等症状。

患者虽为年老高龄，久病正虚，看似一派虚证，但可能其内实证夹杂，病证非一。因虚导致的推动运化失常，进而出现实证，也可能因疾病本身的邪气未祛除干净，出现虚实夹杂的情况，日久正虚邪恋。此时扶正祛邪确为正法，但有时因痰浊瘀血积滞的胶结日久，盘结于经络，实在不能祛除，所以祛邪法应为暂时使用的方法，邪去则正安，再以清正平和之剂缓缓补养，方可延年。曾询问周围好友数人，如果饮食不洁或摄生不慎，导致呕吐、腹泻两大症状，待病邪祛除后，均称有一种类似于"虚弱"的清爽感，仿佛周身内在脏腑得以洗涤一般，虽然感觉虚弱，但清爽通透感伴随而生，此为脏腑转为洁净之表现。朱丹溪曾有倒仓法曰："肠胃为市。以其无物不有，而谷为最多，故谓之仓，若积谷之室也。倒者，倾去积旧而涤濯，使之洁净也。胃居中属土，喜容受而不能自运者也。人之饮食，遇适口之物，宁无过量而伤积之乎？七情之偏，五味之厚，宁无伤于冲和之德乎？糟粕之余，停痰瘀血，互相纠缠，日积月深，郁结成聚，甚者如核桃之穰，诸般奇形之虫，中宫不清矣，土德不和也。"

临证中遇到虚不受补、久病体虚夹实，或积滞久久不去者，可间断给予祛邪法，如通腑泄浊、消积导滞、活血通络等，使痰浊瘀血积滞祛除，正气才可逐渐恢复；有感于北方湿热易于挟有积滞，或易于化燥伤津，故于清热化湿药中加入焦槟榔、焦神曲、莱菔子等消导之品，虽然前贤曾云湿热从小便去为正法，但如夹有胃肠积滞或化燥伤津，当从大便而出方为便捷。不管病邪为何，总要给其出路，无非汗、吐、下法，目前吐法使用相对少，下法可进一步推广使用，且妇科经、带等均为下法，不可拘泥，切忌病邪壅滞于内，变生百证蜂出。程门雪公学贯伤寒温病，晚年尤喜张子和法，谓其祛邪法存有惊奇之处，自有深意。

### 三、对过敏性鼻炎的感触

近些年来患有过敏性鼻炎的患者愈来愈多，典型症状表现为鼻痒、鼻塞、流清涕，眼干、眼痒、流泪，伴有咽部干痒不适等症状，现代医学多认为是接触过敏物质导致的反应，一般处方抗过敏类药物，但是效果参差不齐，有顽固性过敏患者服用西药数种效果却不尽人意，严重影响正常的工作、生活和学习，以下为管中窥豹之言，仅据个人临证之所见，不能十分全面系统论述，权做对该病进行总结。

1. 规律性。既往患有过敏性鼻炎者并不甚多，近些年呈现暴发性增长的趋势，曾经过敏大多数为花粉、粉尘以及特殊药物或食物，并非冷空气或者气温变化而出现过敏。近些年，大多数人并不是完全为花粉过敏，而是每到一定的季节就出现过敏症状，具有明显的规律性，或春季，或春秋两季。第一，气温异常变化、过敏介质增多是重要因素。从大环境而言，目前全球处于相对温暖期，而春季寒气侵袭，加之人们对寒热变化的感受程度不同，着衣过厚过薄都成为外因。第二，多数人自身体质的改变是内在因素。随着整个社会的变迁，饮食结构、情志变化、生物节律等均发生巨大的变化。各种长期的不良习惯，导致体内阴阳气血变化，容易出现各种病理产物，如伏毒、湿浊、痰热、瘀血等，每到一定季节则内外招引而为病。正是诸多因素掺杂，导致人体内外均出现变化，从而出现过敏。

2. 病机方面。具体划分为虚实寒热即可，其中虚与寒常相伴而生，实与热常相随而行。常见一类患者，体质偏弱，平素常感乏力、气短、头晕、失眠等，脾胃气虚或脾肾不足较多，正气本就亏虚，卫外之功欠佳，如摄生不当，感受寒邪，则易诱发过敏。多见鼻塞流清涕如水，手足易冰冷，头晕乏力等，但此类患者日久亦可兼见郁热之象，如晨起可见白浊涕或清涕后见少许黄涕，或见双眼分泌物黏滞。还有一类患者，平素体质尚可，并无明显不适症状，但多伴有实热或虚火之象，如口干口苦、急躁易怒、小便黄、五心烦热等，或者可能兼有部分伏毒在内，一般而言，伏毒易与热邪相合而为病。此类患者多见鼻塞流清涕，但清涕后为黄稠涕，甚至带有血块，双眼分泌物黄白且黏稠。依临床经验而言，实热证为主的过敏较虚寒证者症状较重，时间也较长，治疗难度相对较大。诚然，临证实际中，无绝对的虚寒与实热，虚寒日久可兼郁热，实热日久可兼阳虚。

以上为大方向的划分论述，接下来探讨一些关键问题。如果过敏性鼻炎的病机是外寒闭阻鼻窍，为何在寒凉的冬季不会犯病发作，非要等到春天到了，气温变暖，反而开始出现鼻塞流涕的症状？这不仅是春季含有过敏物质的问题，从中医思维角度来看，肺开窍于鼻，肝开窍于目，鼻和目的感觉异常，虽然出现的症状是鼻塞流清涕，特别像风寒外袭导致的闭阻不通，应该用祛风散寒的药物治疗，但是，再追问一下大部分患者，很多是在流清涕之后会有黄色，或者黄白相间的脓稠鼻涕，或者在睡醒之后，多数为脓稠涕，如果真的是风寒闭肺或者外寒内饮，不应是这样的表现。

我认为应该时有郁热在体内，郁热的部位应该是肺、肝两脏，有诸内者，必形诸外。如果表现为外部的症状如干、痒、泪、涕，那么必然有内部的不调和，一定不能局限于风寒外袭，很多过敏性鼻炎的患者并没有明显的外感风邪病史。那么，郁热如何而来？为何此时发病？郁热的产生应该是冬季蓄积的，目前的饮食和环境因素导致内热容易蓄积，而冬季虽然气温偏低，但是不足以把这种积热抵消，或者不具备内热向外透发的条件，这样的话，冬季反而不容易出现过敏。而到了春季，春暖花开，气温逐渐升高，鼻腔、毛窍容易打开，里面的郁热容易透发出来，但是外部环境的气温并没有到完全透发的时机，还会夹有外寒，也就是说的"乍暖还寒时刻"，那么内热和外寒相互并见，实际来讲，是内热引发外寒，外寒闭阻内热，二者相互纠缠，产生了这样的局面。

如果具体到郁热的脏腑，我个人倾向于肺、肝两脏，肺热可出现鼻部的症状，肝热可以出现眼睛的症状，分开来讲，肺部的郁热更容易引动外寒一些，毕竟很多病邪是从口鼻而入，而且肺主皮毛，皮毛也是外邪入侵的途径之一。肝经郁热也会影响到肺，木火刑金，如果肝经郁热比较明显，势必会耗伤肝经的阴血，而过敏性鼻炎中"痒"的症状最为突出，也最为难以忍受，风盛则痒，这个风不仅指外邪之风，也有一部分内部的肝风。这种肝风并不是因为阴虚风动或者热盛风动，而是因为本身有郁热，与自然界之风相合，也就是肝主风，通于春气，这是天人相应的反应。当然，肯定会有肝经郁热或者肝血不足的病机掺杂其中。明代医家孙一奎曰："肠胃素有痰火积热者，乃有此感也。"此言亦为内有郁热之论。

归结起来，核心病机就是肺热、肝火、外寒，但是因为有流鼻涕、眼泪，可能会挟有痰浊，本来应该为湿浊，受火煎熬后变化为痰浊。因此，我们有时候看到的鼻涕是脓稠发黄的，睡醒之后眼睛是黏滞干涩的，这是热邪煎灼津液湿浊转化为痰浊的表现。

除此之外，前文提到的气阳亏虚也可导致过敏的出现，根源是肾中阳气不足，卫外之力不够。阳气具有温煦和抵御外邪的功能，如果阳气亏虚，人体免疫防线构建的不完全，本身就容易出现或者诱发各类疾病的产生，如易患感冒、低热、精神倦怠等，过敏是其中表现之一。

3.用药方面。在过敏性鼻炎的治疗过程中，笔者曾使用过桂枝汤以调和营卫，过敏煎以专方专药，人参败毒散以祛散外邪，也使用九味羌活汤解表清里，柴胡剂以和解少阳，甚至清营汤以清营透热等，坦白地讲，效果并不稳定。一定时间内，曾自拟辛凉宣透方药，佐以清肝、祛风，如桑叶、连翘、焦栀子、浙贝母以清散上焦风热，芦根、白茅根以清肺养津肃清，轻浮上达，瓜蒌皮以清化肺经痰浊，冬瓜子以浊中生清，防风、荆芥穗以祛风止痒，钩藤、菊花以平肝，白芷通鼻窍，稍佐以牡丹皮、黄芩以清肝热。如有大便不畅者，加熟大黄以通腑泄热，使肺热从大肠而去，效果尚可。后翻阅名家医案经验，中医耳鼻喉大家干祖望有一个治疗顽固性过敏性鼻炎的专方：茜草、紫草、墨旱莲、徐长卿、蝉蜕、柴胡、乌梅等，余效仿其方，在辨证基础上加用上述药物，再加地龙咸寒清热、防风祛风止痒、忍冬藤清热通络，郁热重加生石膏、酒黄芩，肝经郁热重，加钩藤、羚羊角粉，鼻涕黄稠加金荞麦、鱼腥草，日久则加三棱、莪术等活血药，临床中治疗多例患者，效果较为稳定，可资借鉴。

## 四、由标本治法引发的思考

我曾治疗一例患者，对于"急则治标，缓则治本"有些许感触。该患者为一位慢性反复荨麻疹的年轻女孩，长期服用抗过敏药物，也间断服用中药治疗，但反复发作，时有瘙痒难忍，甚是苦恼。初次到门诊就诊，查看患者面色白皙，自诉眼角、周身瘙痒，遇风后即发作，舌苔无异常，两脉沉细。第一次处方以过敏煎加地龙、防风、紫草、地骨皮、忍冬藤、白鲜皮之类为主，着重于抗过敏、祛风止痒。服药后患者自诉稍有好转，但效果不是特别明显，方剂继续调整，核心仍以抗过敏止痒为主，仍未见显效。以临床效果来测验治法方药，考虑没有达到应有的效果，故舍弃惯用思维，舍弃症状，从脉象入手。患者脉沉细，当属于气血不足、卫外不固、防御功能失调，故以补气养血为主，佐以祛风止痒，从根本病机治疗，处方以黄精、生黄芪、升麻、柴胡、熟地黄、当归、桂枝、炒白芍、炙甘草、天麻、何首乌，稍佐白鲜皮、蝉蜕，服用7剂后大为好转，周身瘙痒明显减轻，后续仍以补气养血收功。

从前读书，草草掠过，未曾深入，临证之时，患者心急要求速效，医生也想早日建功，难免落入窠臼，未见显效也是理所应当的事情。古人多次提及临证需沉心静气，四诊合参，反复斟酌方才处方遣药，诚非虚言。此案中可以看出，对于新发病、急性病、某些重症，可以选择治标为主，迅速的解决当前症状，再进行治本以善后；对于慢性病、虚损类疾病、疑难杂症等，当以治本为主，抓住核心病机进行处方，尤其是已经经过多名医生处方治疗，常规治法和惯用手法已然用过，病情仍反复发作，必然药症不符。慢性虚损类疾病，病程较长，认清疾病的本质后，需要守方守法，略作增减，日久方可见效，"王道无近功，多服自有益"正是这个道理。对于某些疑难杂症，治疗过程曲折复杂，患者曾服用多种药物仍未见效者，当细心剖析病因病机，寻根探源，可能常规治法不能取效，需要反复斟酌才能切中病机，不然依旧达不到应有的效果。无论何种疾病，处以何种方药，均不是凭空而来，或者杂凑成方，而是建立在大量阅读书籍，沉心体察方药的基础上。所谓的灵光乍现，会心之处，必是经历曲折而丰富，潜心研究良久，读书与临证多次验证磨合以后方才达到的境界，时刻警醒，以此为戒。

## 五、浅谈顽固性失眠的理法方药

随着社会节奏加快，生活压力过大，以及情绪方面的影响，目前失眠人群数量非常庞大，呈现愈演愈烈的趋势，严重影响人们的正常工作生活。我临证中遇到的顽固性失眠患者众多，故翻阅很多书籍和医案，希望能够找到切合临床实际的失眠有效方。古今医家对于失眠研究较多，也形成了比较完善的理法方药，如柴胡加龙骨牡蛎汤、小柴胡汤、天王补心丹、酸枣仁汤、黄连阿胶汤等，用药多涉及首乌藤、合欢花、柴胡、半夏、远志、石菖蒲、酸枣仁等。现今医家有持心肾不交者用交泰丸，有论肝气郁滞者选柴胡类方，有撰心肝血虚者择酸枣仁汤等，不胜枚举，但是效果未能尽如人意。我个人认为，失眠逐渐成为主流病的因素，与当今整体社会的变迁关系密切，任何理论或治法的产生，均具有时代背景，如舍弃基础而空谈方药，无异于纸上谈兵，验之于临床效果不佳，甚至无效，也在情理之中。近年来因失眠求诊的病患颇多，对该病的认识逐渐深入，现简要总结，抛砖引玉，望有所启发。

第一，失眠人群总体来讲，以中老年居多，女性比男性多，但已有年轻化的趋势。目前生活节奏快、社会压力大、生活作息紊乱，如整日奔波忙碌，思虑过度，加之长期熬夜成为常态，故失眠多发。细究其病机，一则今人多有情志不遂、肝气愤懑，肝郁日久则化火，火热必然伤阴耗液，乙癸同源，内热暗耗肝阴，逐渐耗竭肾中之精华，阴虚不得上济于心，心神与肾志皆不得安。《景岳全书·不寐》云："凡思虑劳倦，惊恐犹疑，及别无所累而常多不寐者，总属其阴精血之不足，阴阳不交，而神有不安其室耳。"二则今人多终日静坐，运筹帷幄，耗费心机，心神持续涌动而不得片刻安宁，势必暗耗心血营阴，心阴亏损则汲取下焦之肾精，久则心血与肾精皆耗损，神志不安而失眠。《临证指南医案》云："寐之由乎心，必赖肾之交，精形合神，阴能包阳，水火既济，自然熟寐。"三则长期熬夜已为常态，过子时而不寐，阳不得入阴，子时乃阴阳气交接之时，肾中真水精华需潜藏滋生方得充盈，如心阳涌动于外而不得入于阴，则持续暗耗内损，心肾不得相交，必至肾精亏耗，心阴失养，神志不宁，乃至不寐。

以上为失眠的核心病机，从病机延伸至方药，故应当以养心血、滋肾阴、安心神为主，主药可选择生地黄、熟地黄、山萸肉、制首乌、当归等，须配合煅磁石、龟甲 20～30g 以滋阴潜阳、重镇安神，加柏子仁 20～30g、麦冬 12～15g 补养心气，如有血中伏火或肾经虚热，酌加牡丹皮、地骨皮清泄血中伏火，知母 10～12g、黄柏 6～9g 敛肾经虚热，五味子可敛心气、滋肾阴亦可佐入。情志不畅者，加郁金配香附以行气调血，畅达肝经。鸡血藤用至 50～60g 也具有养血补心的功效，可以用于失眠的治疗，养血不滋腻，兼有活血之功。此外，失眠人群多伴有烦躁不安，情绪异常，可见口干、舌红、尿黄等症状，故在上述治疗的基础上，需要加入少量连翘、生栀子、淡竹叶以清泻心经实火，不仅要看到肾精不足、心血暗耗，还应涉及心经实火、肝热内生，实火与虚热并治才能快速见效。当然，在此基础上再酌加首乌藤、百合、合欢花、刺五加之属也未尝不可，但总体视临证实际情况而定。

第二，有部分失眠的中青年人群，病机有所差异。目前情志抑郁佛逆者甚多，气滞则水液疏泄不寻常道成痰浊，或郁火煎灼津液炼液成痰热，或思虑过多，心神不得停歇，心机妄动而痰涎扰心，种种病因皆可导致痰浊化热阻滞心窍，包绕心络，故失眠随之而成。《秘传证治要诀·不寐》曰："有痰在胆经，神不归舍，亦令不寐。""大抵惊悸、健忘、怔忡、失志、不寐，皆是胆涎沃心，以致心气不足。"胆气通于心，行经于子时，子时又为阴阳气交接之际，可调畅情志和心神；如胆气不畅，心气涌动，阴阳不交，痰浊内生，包绕心络，扰动神明，故见失眠。若肝郁化火煎灼津液而成痰热，上犯而停滞于心经，亦为失眠之因，如《景岳全书·不寐》引徐东皋曰："痰火扰乱，心神不宁，思虑过伤，火炽痰郁而致不眠者多矣。"目前临证中痰热扰心、停滞神窍所致的失眠，主要原因仍为情绪佛逆，思虑谋策过度后出现心阳涌动，气机郁滞后痰浊随之而生，痰浊日久夹肝火内生，痰热停滞扰动心窍，与饮食不节导致的痰热内生有所差别。

病机各异，治法不同。此类患者主要病机大抵属于痰热郁滞肝胆，扰动心神不宁。治疗上比较繁杂，未必有确切的成方，可以采用疏解少阳、清透化痰的方法辨治，选择蒿芩清胆汤、黄连温胆汤、小陷胸汤之类进行加减，用药如柴胡、黄芩、清半夏、瓜蒌皮、连翘、僵蚕、蝉蜕、青蒿、地骨皮、生地黄、煅磁石等，效果也不错。个人经验，组方中柴胡、黄芩用量12～15g以疏解肝胆气机，清半夏用量12～15g甚至以上，量小效果欠佳，不过要注意药物的毒副作用。连翘、瓜蒌皮以清热化痰，僵蚕、蝉蜕、青蒿以发散郁热。此外，胆南星、天竺黄、熟大黄、姜黄等具有攻散顽痰、祛除痰火之良效，可堪大用。若热象不明显，而湿浊较盛，可选择石菖蒲、远志、生薏苡仁、茯苓之类。曾经治疗一例反复失眠的年轻患者，使用常规治疗失眠方药效果不佳，改为上述方药加减，效果斐然。古人曾云："见痰休治痰，见血休治血。"即是指出要探寻根源，失眠病机复杂多变，治疗不能停留于安神这一表面，不然势必不逮，药不中鹄。

## 六、由《千金方》引发的思考

曾在临床带教学生时重新温习阅读《金匮要略》，期间参阅其他医家文献进行总结，从《金匮》包含的方剂来看，明显有秦汉时期的风格，但是与目前辨证论治的主流风格完全不同，具有古意之风。如鳖甲煎丸、侯氏黑散、风引汤之类，与常规的伤寒六经中方剂差别甚大，却与唐代《千金方》《外台秘要》等较为相合。其组方思想主要为寒热并用、攻补兼施，既有大黄、黄芩、生石膏、芒硝等清热泻火之药，又有干姜、附子、紫石英、乌头等温阳散寒之药，同时有人参、当归、芍药、地黄等补气养血之药，兼有桂枝、防风、菊花、川芎等祛风散寒活血之药，集寒热温凉、补益攻邪于一方。坦白讲，这种组方意义和配伍关系的规律不易理解和掌握。中医古籍浩瀚广博，从伤寒论发端之理法方药至今，一直延续辨证论治之思想，但是从《金匮》《千金》《外台》等典籍的种种迹象显示，可能存在与目前完全不同的另一种治疗体系，而辨病论治、专病专方等也只是该体系中的某一方面，该体系之全貌却不得而知。清代张璐有《千金方衍义》，近代姜春华老师曾评价该书并未演绎出精髓，而徐灵胎也曾说书至唐宋为之一变，近代名医也曾试图解释《千金方》，虽知其为宝藏，但苦于无路可进，无法可学，诚可惜也。《金匮要略》与《千金方》《外台秘要》等书属于汉唐时期，学术体系存在一定的相关性，从宋代受到理学的影响之后，中医理论和方药发生变化，比较规矩，具有可循的逻辑关系性，相对于汉唐时期的理法方药容易理解。有医家认为汉唐方剂存在"反、击、逆、从"的特点，也就是利用药物寒热温凉、补益攻邪不同属性，同时使用具有激荡、碰撞的意味，类似于菜肴中的苦味和甜味同时使用，也会出现不同的效果。中医理法方药博大精深，不能以一言以蔽之。辨证论治、辨病论治、专方专药等，都具有不同的适应人群，即便穷尽一生之力，也不能将所有知识或治法完全掌握。不同中医大夫对不同理论有自己的认知和理解，综观整个中医发展，很多时候我们也只是管中窥豹，掌握了常规的基础知识。

我们从临床实际出发进行初步的推测，很多内科杂病具有寒热错杂、虚实相兼的特点，尤其在某种疾病积攒到一定程度的时候，这种复杂病机就会更加明显，所以很多情况下需要大方复制法进行综合性治疗。临床中经常会遇到某些患者自诉，一个症状经过治疗以后，又出现新的症状，如开始头晕、周身乏力，而后腰酸腿软、自觉内热，再后又出现口干口苦、失眠烦躁等症状，此起彼伏，缠绵不绝，颇为头痛，让人有种无从下手的感觉。这个时候可能是患者存在着复杂病机，单一的治疗手段不能满足整个病情的需要，有些医家对于疾病病机可能存在较为片面的认识，不能全面把握。但是，不能把大方复制法的思想应用到每种疾病，将许多不同属性的中药简单的罗列成为一方，毫无规律和法度可言，实在是临证大忌。清代名医叶天士曾言："近之医者，茫无定知，假兼备以幸中，借和平以藏拙，甚至朝用一方，晚易一剂，而无有成见。盖病有见证，有变证，有转证，必灼见其初终转变，胸有成竹，而后施之以方；否则，以药治药，实以人试药也。"我在临床中遇到有患者携带处方至门诊，药味多达三四十味，甚至六十味药之多，虽然思绪良久亦不能查找其中规律，更不能推测出此类方剂的主治为何，颇有堆砌之嫌。临证之时辨证精准最为难得，不管是用经方还是时方，认病精确，处方得当，效果卓然，是我们追求的目标。明代医家张景岳说："凡看病施治，贵乎精一。盖天下之病，变态虽多，其本则一。天下之方，活法虽多，对证则一。""今之医者，凡遇一证，便若观海望洋，茫无定见，则势有不得不为杂乱而用广络原野之术。"四百余年前的论言振聋发聩，现在的医者当时刻警醒，不可随意处以不寒不热，兼补兼泻之剂，治风、治火、治痰、治食之剂兼而用之，自诩为稳当、周备，把中医精髓全然抛之脑后，这是学医之大忌，必须撤除。

## 七、懒钝证之浅谈

《理虚元鉴》是明代绮石先生所著，为论述虚劳的专著，观点突出，立法新颖，遣方用药多以清、润、宣、降，中和平正，不偏不倚。我初读此书时颇为欣喜，认为其理法方药可推而广之，于内科杂病中多有借鉴。其书中曾论述软懒症曰："有一种软懒之症，四肢倦怠，面色淡黄；或膈中气满，不思饮食。其脉沉迟涩滞，软弱无力。或表气不清，恶寒发热，当其寒，则脉愈加沉涩；当其热，则脉微见细数。或传里内热，则脉气沉洪或洪数。总之，定带软弱不清之象。此内伤兼外感，其邪只在肌表筋骨之间，未深入脏腑，其所感尚轻，故不成伤寒、疟、痢等疾，而为此软弱因循之症也。"随后指出病机多为房劳不节、用心过度，或当风取凉，好食生冷，属于内伤兼外感。治疗以和解分消，托邪外出，给予八物汤、二陈汤等方加减，或以柴胡、防风、葛根、苏梗、陈皮、山楂、枳壳、泽泻等味治疗。

当今社会病证已有变化，有众多患者有类似的软懒之症的表现，但病机和治法却截然不同。此类患者临证可见类似的症状，如周身酸胀不适感，或上肢肿胀，晨起明显，或下肢发凉，或脊背肌肉紧张，或周身气窜，或头晕头涨，或口舌生疮等。症状可见一种或几种并发，患者自认为"上火"，但服泻苦寒火药而不效；或认为瘀血阻滞而服活血化瘀药不效，或认为外感风邪而服解表药而不效；莫可名状，难以速愈。很多患者会出现周身乏力、懒于言语、困顿异常、精力不济、头昏脑涨等症状，细究其中病机，大体判断以阴血不足为主，同时兼有郁热内生、气机不畅。人四十而阴气自半，肝肾阴虚、虚火内盛是某些年龄阶段或某类人群的共有特征，但是补益肝肾之阴亏并非一朝一夕之功，因为阴血内虚，对于五脏六腑和周身经络的滋养之力也不足，所以很多时候会出现周身乏力的症状，此其一。如果情绪急躁或工作忙碌，很容易出现肝郁化火内生，实际而言，郁火比实热对脏腑的破坏力更大，郁火为内生，五志化火，无处宣泄，势必煎灼内在之津液阴血，而火性炎上，一般会出现头昏脑涨、口舌生疮、口苦口干等症状，再加上肝气郁结不畅，攻冲走窜于经脉之间，则见周身气窜不定或疼痛，此其二。阴血亏虚复加郁热内生，气机必然不能循常道，于体内攻冲走窜，一般以上半身为著，尤其是胸部和背部，但是并不意味着胸闷背痛就可以按照瘀血进行论治，用血府逐瘀汤效果其实有限，因为病机并非瘀血阻滞胸腔，而为郁热气滞走窜于内，此其三。

此外，由于病机的复杂性，阴血不足不能充养肌肉而抵御外邪，郁热内生而毛窍容易开泄，风寒风热之邪更加容易侵袭人体肌表，出现周身酸痛、关节不适等症状。临证之中，看似普通的病例，其后的深入病机并不单纯，而是掺杂了很多致病因素在内，如这类患者存在阴血亏、郁火盛、气机滞、风邪袭的复杂病机。单纯的养血、泻火、行气、活血、祛风都仅仅抓住一点，并不能疗全病，故不能快速见效，或者疾病会出现反复发作的状态，很容易陷入片面的认知中。因此，在治疗上需要把握尺度。

治疗方面，如果患者周身疼痛、酸胀不适的症状比较突出，要先治疗目前最为典型的症状，再治疗长期的体质问题。我目前的用药方法是用柴葛解肌汤进行加味，用柴胡、葛根以疏解经络、缓解肌肉，羌活疏散风寒、疏通经络，佐赤芍、鸡血藤、延胡索以活血止痛，入连翘、生石膏、牡丹皮以清热泻火，再以天麻息风柔肝。如果有头晕昏蒙等症状，加蔓荆子、藁本以清热透散；伴有上肢胀满感，加姜黄、桑枝、海桐皮以疏通经络，茯苓皮、冬瓜皮以利水，或者仿照指迷茯苓丸之意；伴有咽痒有痰，加瓜蒌、浙贝母、金荞麦以清热化痰。此外，周身气窜的可以加秦艽、威灵仙疏通经络止痛，兼有大便干燥，加生大黄、枳实，甚至芒硝。总体以清内热、散郁火、祛外寒、通经络为主，表里同治，临证再进行灵活加减。

如果患者仅仅是轻度的周身不适，以乏力、全身酸软、精神不振、失眠等为主要表现，兼有上述症状者，这是以阴血不足为突出的一种类型。上述药物可以随症加减，但是处方要以滋养阴血为主。需要注意的是，滋补阴血应当刚柔并济，不能过于寒凉，寒凉则闭阻气机，或寒遏郁火于内，方法不可取；也不能过于温热，温热则助长郁火，内热更盛。很多情况下看到周身乏力等症状会补气，这样也是不对的，只是看到了表层的病机，没有探究症状背后的深入内在病机，如果用生黄芪、党参、白术、升麻、柴胡等药物，可能存在助长内热、闭阻气机的隐患。这种类型的患者在用药上，尤其在滋养阴血上，最好选择当归、炒白芍、制首乌、生地黄、熟地黄、天麻、黄精、鸡血藤、玄参、麦冬、五味子等。养血药本身不太多，可以借助养阴药进行滋养，但是，知母、黄柏、天冬等药物寒凉之性偏大一些，因此选择一些较为平和的药物进行滋补阴血。常用处方如下。

处方一：瓜蒌 24g　　浙贝母 12g　　柴胡 12g　　酒黄芩 15g
　　　　　连翘 12g　　生石膏 30g　　羌活 12g　　郁金 12g
　　　　　赤芍 15g　　延胡索 12g　　生甘草 10g　　葛根 20g
　　　　　天麻 15g　　鸡血藤 30g　　忍冬藤 30g　　当归 15g

处方二： 生地黄24g　　熟地黄20g　　五味子10g　　当归15g
　　　　　天麻15g　　　郁金12g　　　香附10g　　　女贞子15g
　　　　　墨旱莲15g　　炒白芍15g　　制首乌15g　　百合20g
　　　　　羌活10g　　　葛根20g　　　赤芍12g　　　威灵仙20g

## 八、浅谈舌苔一隅

临证中舌根苔厚腻的患者不在少数，其舌苔根部或白或黄，并且难以化去。思考此证，如果右尺沉滑或带数，多见于肠道湿热积滞，糟粕秽浊结滞于胃肠，或夹有胃热亢盛，或夹有肠风血热，治疗上可给予消食降胃、清热导滞之品，日久则佐以活血之品，效果更佳。常用药物如瓜蒌、浙贝母、黄连、神曲、焦山楂、冬瓜仁、白头翁、马齿苋、大血藤、败酱草等。

如果大便通畅或无肠道积滞，且左尺滑或沉取模糊不清者，则可能为下焦肝肾之虚火，或精血不足以化湿浊，下焦阴虚火旺，蒸腾水液，浊热出于下焦，故可见根部腻苔，治疗上当以滋肾水、清虚火为主，更应该佐以化浊导热之品。常用方药如知柏地黄丸、二至丸、三甲复脉汤、滋水清肝饮等，祛浊利湿选择泽泻、猪苓、盐车前子、萆薢、乌药等药物。

如果湿热侵入血分，也可见到舌苔根部黄腻或白腻，此时六脉均可见弦滑，或左脉滑稍数，因为湿热蒸腾阴血，浊气不得宣泄，治疗时应该在清热凉血的基础上，加入化湿祛浊、透散郁热的药物。湿热相合本身就缠绵难解，入血之后更加胶结难分，故用药不应过于寒凉，可选择茜草、牡丹皮、水牛角、连翘、金银花之品，或佐以活血化瘀之品，如防三甲散之意，加三棱、莪术、僵蚕、地龙、鳖甲之类药物。

值得注意的是，如果患者仅有舌苔根部白腻或黄腻，但无明显症状，也有可能为常态，不能完全按照疾病进行处理，毕竟体质各异，各有不同。

## 九、时医流弊之探讨

古人曾言时医流弊，害人匪浅，其实这种情况比比皆是，亦并非仅有古代存在。世人皆认为金元四大家之一的朱丹溪以阴虚火旺立言，其选方多为四物汤加知柏、四君子汤或二陈汤等，但大补阴丸却声名鹊起，世人争相效仿。滋阴方药多为寒凉滋腻之品，久用则伤及阳气，当世医家如有不查则渐成流弊，后代医家逐渐意识到此问题的弊端，叠加其他因素后，由滋阴为主转变为温补为主，如张景岳、薛立斋等，然再次逐渐形成风气，争相效仿，动辄温补；直到清代温病学派兴起，对温补有所矫正，观王孟英医案，因误用温补而病者甚多，大多因为宗温补派而不知变通，故误治者甚多，此时风气又转变为疏风透散、凉血清热。但时人多以吴门为宗，盲目跟从之风随之而起，再成为一大流弊，不是因为清淡平和而敷衍，就是因误用滋阴凉血而致病情加重。后因温病治法流行于世，蜀中又出现温阳派或称火神派，大行于世，动则姜附桂等，再次盛行。孙一奎曾作名师小传言："生生子曰：欲后人知仲景不徒以伤寒擅长，守真不独以治火要誉，戴人不当以攻击蒙讥，东垣不专以内伤树绩，阳有余阴不足之谭不可以疵丹溪，而撄宁生之长技，亦将与者公并不朽矣。"

自古以来，中医流派与大时代背景息息相关，如东汉末年之伤寒、金元时期之争鸣、明末清初之瘟疫等，涉及战争、文化、制度等深层次原因。古代中原地区有三次由北向南的大迁徙，即永嘉之乱、安史之乱、靖康之乱，很大程度上影响了人口、文化、教育很多方面的改变。文以载道，中医以中国传统文化作为根基，同样随之发生变化，了解时代历史背景对中医的认知会更加深刻，尤其是疾病种类的起伏演变和中医各大流派的传承方面。在大时代背景下，衍生出医药制度、文化走向、饮食结构等分层，再加上气候变迁等诸多因素，合力造成了当时的疾病种类，正是这种疾病谱造就历代名医，顺应并抓住疾病规律进行总结和创造，才会有我们今天看到的诸多典籍。就此而言，流弊者，因起源者为一家之言，后人争而效仿，不辨真伪，不知变通，如能时刻自省，苦学而深思，或能登堂入室，澄净明心。

## 十、滋阴补肾法小议

临床中如见阴虚火旺，虽然适用知、柏等寒凉之药，但须注意，譬如锅热火旺而煎灼，猛入凉水则锅体易于激裂，若不佐以温药，似于程门雪所言之温肾柔药，如王孟英于大队养阴药中加入肉苁蓉，皆为此意，古人已先得我心。而观吴鞠通之复脉汤、大小定风珠、专翕大生膏等，确实阴柔滋腻，易于阻塞气机，即便用于温病后期阴不敛阳时，也应当注意顾护脾胃。若将温病法用于内科杂病之中，可加入运化脾胃、温润流动之品，如砂仁、木香、鸡内金等顾护脾胃，枸杞、菟丝、杜仲、苁蓉等阴中寓阳，缓缓养之，方可受到显著效果。《王旭高医书六种·医方证治汇编歌诀》中评论张景岳的左右归丸时说："左归是育阴以涵阳，不是壮水以制火。右归是扶阳以配阴，不是益火以消水。"此言深得张景岳补肾精髓："阳虚者，宜补而兼缓，桂、附、干姜之属是也；阴虚者，宜补而兼清，门冬、芍药、生地之属是也，此阴阳之治辨也。"我们对于补肾治法要掌握这个观点和原则，是非常符合临床实际的，具有重要的指导意义。

## 十一、书议一则

我曾经浏览章次公老之书，颇有独到见解，章公先学于丁甘仁，后继于曹颖甫，再问学于章太炎，风格先轻灵，再泼辣，后不拘一格，言语之间，棱角分明，剖析清晰，探究本源，虽师古但善创新，实事求是，实为一代大家。当时西学东渐，思想新溯，章公又受章太炎"明学"思想，故以西医物质形态来解释中医之气化，或意以中西医结合，融汇新知，某些观点难免受此影响，此点不容置疑。其思想确实朴实求真，并未人云亦云，善思索求本源，如对阴阳五行的质疑等，功不可没。综观历代古今名医，每位医家必然会有历史的印记，难得的是思想激发，学术争鸣，而且古风犹存，灵活变通。在某种程度上讲，是时代造就了名医，同时，也是历代名医大家站在历史大背景下，吸取各家学说，反复研究理法方药，深究所处环境中疾病谱的变化，再制定合适的方药，其中不乏锐意进取，激发思想的前辈。笔者尚未登堂入室，才疏学浅，本不应随意评判先贤，但进取、推敲、反省、明理之心不可少，更当知行合一。

## 十二、浅谈自学及师承之利弊

余踏入中医之门恍然已近二十年，当真如白驹过隙。蓦然回首，以自学者为主，跟师数人，但未延承思想，故未有定式。自学者，所遇困难较多，无人指点，读书易于偏向，如初入门则为一书一论所影响，其劲力颇深，以至于影响以后的思维、理法方药等方面，且无名师指点，则思维无主心及定式，故时有茫然无措之感觉，这是自学的不足之处。但凡事是两方面的，自学者如能锲而不舍，不受一家一言的影响，始终以客观、好学、深思的态度，深入的学习，其前途也不可限量，但所难者惟一"恒"字。"学而不思则罔，思而不学则殆"十分有道理，不仅要深入学习，还要反复思考，任何理论没有完善的。师承者，有老师相带，思想有主线，行事有法度，并且在以后的学习中，会有步骤、有层次、有计划的学习，这是很好且不可多得的机缘；但正是因为以上的好处，也会有不好的一面，那就是思想虽有定式，但不易突破而寻求更深更广的领域，行事虽有法度，但难免易于僵化而失于灵动，如果能师古不泥古，灵活拓展思维，磨砺临证，自然水到渠成。

故偏于专而钻者，易失其广博；而广博无专者，又易流于宽泛，二者兼收者甚少。清代名医赵晴初云："医非博不能通，非通不能精，非精不能专，必精而专，始能由博而约。"此外，不管是自学还是师承，如受一家之言较深者，思维及遣方用药必然受其影响，经方者多以经方入手，温病者喜用叶氏，脾胃者偏好东垣，补肾则好用景岳等，在所难免。犹如兵器，善用刀剑者，其他未必得心应手，若论十八般兵器皆运用自如，古今举世罕见。故能勤求古训，博采众方，兼收并蓄，方为上策。

## 十三、湿热病治法拓展的思考

孙一奎为明代名医，字文垣，号东宿，别号生生子，为汪石山的再传弟子。在学术理论上颇有建树，著述有《赤水玄珠》《医旨绪余》《孙氏医案》等书，治病不拘一格，临证投剂屡起沉疴，学验俱丰，故名噪当时。近期阅读孙一奎医案，其思路开阔，用药精准，与当今社会疾病之病机多有暗合之处。仅就痰热之论有一得，故随手而录。我曾大量阅读温病四大家著作及医案，对于湿热交缠导致的各类疾病自认为有所心得体会，多用小陷胸汤、连朴饮、甘露消毒丹等，取药以瓜蒌、浙贝母、冬瓜子、紫菀、清半夏、海浮石、海蛤壳、荷叶、川楝子、枳实等药物为主，自诩临证颇有所得。但阅读孙氏医案后，在湿热证的治疗中，可以借鉴其经验，加用辛温开通之品，如香附、川芎、神曲、姜黄之类，未必全盘皆是清热化痰、利湿导浊之品，这样处方有利于痰浊湿热的开泄和排出。譬如清洁油锅，用清洁剂之类凉水刷洗可达到清洁如新的效果，但若以清洁剂加热水刷洗，则清洁效果更佳，此为生活常理。用药也当如此，虽为湿热交缠，但用药过于寒凉易于阻塞气机，痰浊凝滞于内，虽可以迅猛通畅之药荡涤而去，但佐以辛温开泄之品，则湿热祛除更加容易。同时，须加少许行气活血之品，如枳壳、青皮、丹参之类，气为主导，气行则痰浊易于流通，能够使病邪更加快速的排出体外，目的均为提高疗效，加快疾病痊愈速度。

此外，从孙氏医案中也可以窥探出些许李东垣的学术思想和用药规律，尤其是气虚夹湿热者。这类患者在当今社会也不在少数，一般症状会有乏力倦怠、精神不振、失眠、纳食较差，或有口舌生疮，或兼见大便黏腻不爽等，属于东垣所说气虚而阴火上冲，同时伴有湿热困阻下焦。一般选择人参、生黄芪、升麻、柴胡、葛根、天花粉、茯苓、泽泻、知母、黄柏等，此时可以加上生薏苡仁、滑石、萆薢、败酱草等清热利湿之品，补气以升提阳气于上，清热利湿于下。

还有一类常见的病证，初始起于肝气郁滞，日久则化热伤阴，但很多情况下夹有痰浊或湿热，并非单纯的肝阴不足、相火偏旺。脉象可见左关脉沉数或燥，或左脉弦滑偏数，一般可见急躁易怒、周身不适、失眠多梦、双目干涩、腰酸腰痛一派肝火内盛之象，但也可兼有肝经湿热之象，如双目分泌物较多，面部油腻秽浊，口苦口中黏腻，男性可见阴囊潮湿，女性可见月经不调、白带异常等。此时病机转变为肝阴不足、相火偏盛，同时夹有湿热胶结，单纯使用丹栀逍遥散、龙胆泻肝汤之类不能达到兼顾的效果，可以选择一贯煎为主进行加减，养阴清肝、清热利湿。以生地黄、北沙参、女贞子、墨旱莲清养肝阴，以夏枯草、龙胆草、青蒿、桑白皮等清肝中之火，佐以郁金、香附、川楝子以行气理气，生牡蛎、鳖甲、海蛤壳、苦参清泄下焦湿热之邪。孙氏在治疗下焦湿热导致的遗精之时处方端本丸，立法有据，颇为新颖，我在临证中曾选用治疗诸多疾病，效果非凡。疾病需要细心体会，用药也应当仔细斟酌，临证中有时急功近利，或者无的放矢，必然不会取得好的疗效。古人常说"纸上得来终觉浅，绝知此事要躬行"，实为至理名言。

## 十四、口腔溃疡浅述

口腔溃疡古人称之为"口疮"，病机上多涉及脾经伏火、肝郁内热、心火亢盛、阴虚火旺、湿热困脾、气虚阴火上冲等。余患有口腔溃疡病史二十余年，深受其苦，发作时痛苦难忍，莫可名状，此起彼伏，寝食难安，严重影响日常生活。曾有数次呈现出暴发式、反复式发作，溃疡的数量、范围均多于平素，并且疼痛的程度、部位之奇特也盛于以前，有感于此，以一文录于今，方不愧于痛苦至斯。

我亲身经历口腔溃疡大概分为几个阶段，病机涵盖也差异颇大。求学之时，以突发性发作为主，考试前多发，但每次发作的溃疡个数比较少，考虑较大程度上是因为精神紧张，情志不畅，肝气郁而日久则化热，加之背诵思虑耗伤心血，出现营阴暗耗的情况，所以心阴亏虚夹肝火上炎，上犯于口舌，发为口疮。且年少之时营养状态欠佳，摄入维生素之类不足，也是发病缘由之一，当时考试过后经过放松休息可缓解。高中至大学期间溃疡也呈现此起彼伏情况，其中以高中时期发病偏多，考虑很大程度归于精神紧张，学业压力偏大，不仅有气郁化热、肝火上炎的实火，也有心肝血虚、肾阴不足的虚火。口腔溃疡犯病时间较长，实火日久耗伤阴液，阴血逐渐亏虚，并且一直处在心营暗耗的状态下，二者相合后，阴血津液耗伤更加严重，这一阶段实火、虚火均存在，整个病机有实热向虚火转化的趋势，但当时并未采取相应的治疗措施，养生调摄也未予重视，此为第一阶段。

大学时期学业压力仍偏大，较高中时期有所缓解，生活模式也发生了变化，熬夜过子时的情况偏多，无形之中暗耗阴血，久则肾精不足。

尤其是大学期间曾患有一场温病，当时高热寒战数日不退，按照中西医结合的方法进行治疗，曾服用普济消毒饮等方剂，病情好转后自觉体质虚弱，动则汗出，乏力明显，且出现手足蠕动、时有心悸的症状。回想起当时的病机，应属于温病后期伤及下焦真阴，虚风内动，夹有余毒未清，当治以大定风珠、三甲复脉汤等育阴潜阳之品。可惜当时重视程度不够，后因学业等问题，未持久服用中药调摄。大学即将毕业时期，因考取研究生功课紧张忙碌，再次出现口腔溃疡，好友因失眠购得天王补心丸，服之无效，我认为此方具有养心血泻心火的功效，闲暇之余服用几丸，口腔溃疡竟霍然而愈。回忆此事，当时应为心血营阴不足，虚火内生，以天王补心丸养阴清热正为合拍，同时也侧面佐证病机判断无误，此为第二阶段。

读研及工作期间，随着阅读中医古籍增多以及临证经验的积累，逐渐认识到自身问题，先天禀赋结合后天所患疾病等情况，体质逐渐转变为阴虚内热为主，挟有湿热内停，此时的病机已经发生改变，由实转虚。期间曾因工作节奏快，精神压力较大，劳累过度，夏季出现突发性耳聋，当时病机应为肾精亏虚，虚阳上亢，多年持续耗伤之阴精未能及时治疗，各种因素导致之精神状态未能改善，故口腔溃疡反复出现，但总体状态较求学时期较好。曾有一次持续发病 2 周有余，溃疡开始以舌尖部为主，疼痛难忍，后因饮食不慎，呈现全面暴发趋势，两唇上下，后至舌根部、悬雍垂均出现溃疡，严重影响饮食、工作、情绪等方面，开始自己处方为清营汤加导赤散，去水牛角、金银花、连翘等，稍见好转；但因琐事溃疡再次加重，转方为二甲复脉汤加减，入生白芍、牛膝以引火下行，龟甲、牡蛎以滋阴潜阳，生地黄、麦冬、百合以养阴，后溃疡逐渐减轻，但月余后方才痊愈，此为第三阶段。

临证日久，所治顽固性口腔溃疡患者不在少数，如按照辨证论治可以解决一部分问题，但有些患者患病几十年，服药多种仍有不见效者。经云："诸痛痒疮，皆属于心。"其实，心经实火、脏腑虚热皆可导致口疮，心为君主之官，阳中之太阳，但毕竟属于五脏，五脏皆体阴而用阳，故实火相对比较容易治疗，虚热相对见效缓慢。就火热这一病机而言，实火以导赤散、大黄黄连泻心汤之类均可，虚热则当以黄连阿胶鸡子黄汤、复脉汤、天王补心丹等加减，方可取效。本人多年的口腔溃疡是各种因素导致病机不断地转变，中间未经系统治疗，从心火上炎、肝郁化热转变为心营暗耗、阴虚阳亢，才会逐渐出现耳鸣、头晕、失眠、心悸等一系列症状。需要注意的是，即便在虚热类型疾病的治疗中选择滋阴潜阳方药，仍要加用一二味清泄实火的药物，因为患有此病之后情绪会受到影响，难免会诱发心火暴起、肝热内生，故可加入栀子、淡竹叶、夏枯草等药物，以增强疗效，缩短病程。虽然口腔溃疡属于口腔类疾病，但临证必须以患者实际情况进行辨证论治，不可见火仅是清热泻火，见虚仅是滋阴潜阳。有脾经伏火者，可选择白虎汤合泻黄散等；有湿热内蕴者，选择甘露消毒丹、枳实导滞丸等；气虚而阴火上冲者，仿东垣补元气泻阴火法；血虚而兼有虚热者，选择天王补心丹等；郁火内生者，可选择升降散、丹栀逍遥散等。此外，顽固性口腔溃疡，疼痛难忍，可以暂时用全蝎、赤芍、延胡索以止痛；创面难以愈合者，可加用白及、五倍子等促进创面愈合。同时，要注意养生调摄，注意饮食结构，情绪放松，避免焦躁，也是不可忽视的因素。

## 十五、临证春温感触之心得

余曾有一年春季患感冒，随即开始发热，未予服药，后又继发过敏性鼻炎、结膜炎，委实痛苦难堪，又逢琐事缠身，身心疲惫，未能系统治疗。不料月余后再次出现发热，行检查则为肺炎，急用中药及抗生素，一周发热方退。此次患病引发思考，结合自身情况及临床所见病例，聊以数语录之。

若素体为阴虚体质，多生内热，冬日脏腑热结于内，至春季阳气升发之时，内外相扇，两阳相合，起病骤然而甚重，看似为普通感冒，实为春温发作。一者体内郁热较重，郁热于内则毛孔、鼻窍、经络容易开泄，外邪或寒或热，相合而为病。外寒与内热相合，如未及时给予解外寒清内热治法，则易入里化热，留恋气分而不解；外热与郁热相合，两阳相合，风火扇动，气势更加张狂。故初期有表证者，应急以解表兼清里热，解表如荆芥、防风、苏叶等，不可过于温燥，以防有助长内热之嫌，但清泻里热亦不可过于苦寒，防止表邪不能解除，引邪入里，可予生石膏、黄芩、金银花、连翘、栀子、知母等，陶节庵之柴葛解肌汤是不错的选择。二者阴虚体质本身阴血津液亏耗，如热结于内后煎灼凝结加重阴液耗损程度，可见舌干口渴、小便黄、五心烦热、寒热均不耐受等情况。此时可能出现卫分与营血分共病的趋势，类似于温病学家所言之"逆传"，但其实并非"逆传"，不过是卫气或营气同病而已，应当在上述治法基础上，酌加清营凉血、透热转气之药，如芦根、白茅根、玄参、紫草、地骨皮、白薇等清润平淡之品，先安未受邪之地，防止病邪进一步深入，造成病邪扰动营血的局面。此时也应注意不可过用滋腻之品，以防敛邪。

此外，还应注意大便情况，如见大便干结，或不甚干结但不顺畅，或者黏腻不爽，是湿热痰浊蕴结肠腑，或热结肠腑而阴液不足，可适当加入消导行滞之品，如瓜蒌、枳实、莱菔子、鸡内金、焦神曲等，一方面可以通畅大便，肺气得以下降，另一方面可以消食导滞，使病邪不易深入，这样临床取效更加快捷。清代柳宝诒所言，如素体嗜食肥甘厚味，湿热痰浊蕴结脏腑，胶着不易祛除，必然为外邪之媒介，所患疾病也重，如脏腑清虚者，即使有外邪也易于祛除。

关于春温之咳嗽。如果表现为干咳、咽痒者，看似较轻，其实病情相对较重，相反而言，如果表现为有痰容易咳出者，病情相对较轻。临证所见，初春之际，病情偏重而不易解，待天气转热，病情反而较轻且易解。究其所因，可能是初春气温尚未转高，外寒而内热，郁闭不得宣泄，如病邪不解，内热灼伤脏腑，伤津耗液，故病情偏重。天气转热后，虽为两阳相合，但外寒郁闭易于解除，宣泄之路已然畅达，内外热偏盛，反而易于治疗，此时病邪外透比较容易。干咳咽痒者，看似较轻，实则偏重，因干咳者阴液不足较重，无津液之滋润，何以形成痰浊，痰浊虽为病邪，但说明体内津液尚可，损耗较轻，干咳为阴液不足之象；咽痒者与之类似，看似无甚大碍，实为内热较重且津液不足，或者热邪煎灼津液而导致干咳咽痒或少痰不易咳出，而咳嗽有痰者，津液相对充足，且病邪易于排出体外，故反而较为易治。在治疗方面，可选用清金化痰汤加减，用药如瓜蒌、浙贝母、金荞麦、胆南星、桔梗、前胡、桑叶、连翘等，如兼有阴液不足者，则加入芦根、白茅根、百合、石斛、北沙参、天花粉等，内热重者加生石膏、黄芩、栀子、桑白皮等，甚则亦用生地黄，注意观察大便情况。此外，对于咳嗽较为剧烈者，可酌加地龙、炙百部、五味子等，夹有肝火内郁者，加牡丹皮、夏枯草、海蛤壳之类。对于春温咳嗽，不可视为小疾而忽视治疗，临证中对于每种疾病都要深入探查病机，方可探骊得珠。

## 十六、寒性痛经之我见

临证中所遇痛经者甚多，多见寒凝、瘀血、肾虚等，此次单就寒证进行简要分析，大抵可分为寒凝少腹、寒滞肝脉。

寒凝少腹所见者较多，一般多数因为月经前或经期受寒、饮食寒凉导致，如果素体禀赋较强，即便出现寒凝少腹后也可不即刻发病，等到寒气凝聚日久，逐渐消耗下焦阳气后可出现痛经；如果素体禀赋较弱，即便感受寒邪较轻，也可较短时间内出现痛经。寒凝少腹可见少腹冷痛、得温痛减，月经可见颜色暗黑，或夹有血块，或月经推迟而来，舌苔未必有瘀点瘀斑，也可淡红或淡白，脉象不全是涩象，可出现弦细、细弱等。此类证型寒凝少腹日久，可出现血脉不足、胞宫失养，胞宫赖于精血温养，月经至而血脉亏空，血脉空则寒凝，或稍感寒邪则加重，血脉虚寒则出现疼痛，此时可以选用少腹逐瘀汤加减，但是要注意温经养血，如当归、龙眼肉、制何首乌、阿胶、肉苁蓉等，可暂时不予养阴滋腻药物，防止寒凉加重病情，仅用温经散寒治法可以短期内见效。需要注意的是，此类证型应用养血温经、暖和胞宫善后，不然容易反复发作。

临证中寒滞肝脉相对少见，与寒凝少腹不同的是，该证可能并非出现月经色暗黑，或夹有血块，且少腹冷痛的程度也较前者为轻。寒邪凝滞肝脉，肝经循行部位涉及少腹区域，并非血脉亏虚、少腹受寒所致，故也可导致痛经，可以称之为"单纯的疼痛"，影响月经质地的兼夹证相对较少。此外，寒凝肝脉后可能会影响肝经的正常功能，如可见干呕、吐涎沫、巅顶痛，肝寒犯胃可见食入即吐、甚至隔夜呕吐，此时少腹逐瘀汤尚未十分合拍，治法当温肝暖肝，可选用吴茱萸汤加减，酌加小茴香、乌药、蜀椒、肉桂、紫石英等药物，以温散肝经寒滞，方可见效。

曾遇到一例较为典型的痛经患者，痛经发作时疼痛难忍，每次犯病先吐涎沫，随之则恶心呕吐，自觉全身筋脉有抽缩感，且自诉可见肝经循经所过处青筋皱起呈条索状，询问月经并无明显血块，舌边未见瘀斑瘀点，脉象细弱，未见涩象，当时思考后当为寒凝肝脉，侵犯中焦，故见此证。患者自诉曾服用吴茱萸、小茴香等药物后症状可见好转，更加确认此证为寒凝肝脉，并非寒凝少腹，故选用吴茱萸汤加减，后仅在每次月经服药3剂，连续3个月后，痛经基本痊愈。因其月经量偏少，脉象细弱，以滋养肝肾、养血调肝培补下焦以善后。

## 十七、肾性水肿的临证体会

水肿是临床常见的症状之一，也是古今医家论述的重点，临床中导致肾性水肿的原因众多，并非单一因素。中医内科学所述为常规分型及治疗方法，具有一定的临床指导意义。临床中所见到的水肿，阳水中风水相搏、湿热内蕴以及湿毒浸淫者相对少见，阴水中肾阳虚衰者也并不多见，这点与常规认识有一定的差异。综观古今对水肿的认识，大多集中在肺脾肾三脏失调，三焦气化不利这一病机，众多医家认为水肿的取决因素在于肾。因肾为水脏，主一身之水，但如果仅从书本而言，水湿浸渍、脾阳虚衰等均与脾关系密切，并非肾。脾胃为气机升降枢纽，气血生化之源，中焦气机的调畅关系到整个机体是否正常，所以说中焦的气机调畅是整个病机的关键。中焦的气机、气血的生化是同步进行的，脾胃健旺，气机调畅，气血生化才可以正常运行，水湿病邪才不内生。不管是任何原因引起的脾胃受损，水湿内阻，或逐渐出现湿浊，或湿浊进一步化热，湿热内蕴；或出现水湿困阻脾阳，耗伤脾气等，均可导致水肿的出现。脾胃为后天之本，受损后症状繁多难以辨识，并且临床中以水肿作为主要症状表现，容易出现惯性思维而多数责之于肾，如果追根溯源，抽丝剥茧，应当以脾胃运化失司，气机不能调畅，逐渐弥漫三焦所致。清代医家陈廷儒云："凡人饮食入胃，全赖脾中精汁，入胃为之运化。此汁苟亏，阴不济阳，阳气上蒸，痰饮发矣。令人一见痰饮，便用白术、半夏等药以燥土，土中精汁，被药却干，生气全无，堤防失职，肿胀成矣。又用猪苓、泽泻等药以导水，贼水未除，真水已竭，其始不过脾土阴伤，未几土不生金，金不能制木，木克土矣，又未几金不生水，水不能制火，火刑金矣。脾肺肾三藏俱病，危症所以丛生。余以益脾土之阴为君，以养肺金为臣，以滋肾水为佐，更以通调二便为使，是即朱丹溪治肿胀之意，又即《内经》洁净府、去菀陈莝之意。盖治水之法，如治河然，既补虚以厚其堤，腹泻实以导其流，水自安澜，无虞泛溢矣。"由此可见，长久不愈之水肿，立足脾胃之本，补气健脾、益土养阴，加以调畅气机，疏通三焦，庶可见效。

除外张仲景、朱丹溪、张景岳、严用和等古代医家论述，近代邹云翔、时振声、张琪、张镜人等老中医对水肿也进行相关阐述，对病因病机以及理法方药的认识已经趋于完善，但临床中的水肿因为划分疾病的不同，界定了治疗上的差异。如果是单纯水肿，无论涉及水湿内停、风水相搏，还是涉及脾肾阳虚、瘀血阻滞等，遣方用药均可见效，尤其是对于没有明显疾病属性的水肿，治疗上效果还是可以的。如果以疾病进行划分，治疗效果上未必能够达到预计那么明显。例如，肾性水肿，很大一部分是精微物质的流失导致的，若蛋白尿持续不消，即便是用药后水肿能暂时消退，必然会再次出现。近代名医姜春华曾说到，对于水肿，古人也是采用常规方法进行辨证论治，但是水肿消退后可能再次出现，这是蛋白尿没有消除的原因。只是以水肿判断疾病痊愈肯定是不够的，还要进一步消除尿中蛋白才能达到不再复发的效果，所言甚是；慢性肾病患者进入肾衰竭期、尿毒症期之后，肾脏功能失司，古人称之为"关格"，属于危急重症，此时的水肿也极难消退；再如下肢静脉堵塞或瓣膜功能不全导致的水肿，也比较难以痊愈。古人在治疗水肿之时，着重于症状的减轻，对于某些疾病的认识深度有时并没有达到炉火纯青的程度，这也是有时用古方治疗水肿效果不是十分显著的原因之一。

肾性水肿临证中需要注意的几点：罹患水肿病久未愈者，取效较快的一般病机涉及脾气虚弱，气虚后清阳不升，水湿内困，泛滥肌肤，选方以四君子汤和五苓散为主，多用生黄芪、党参、白术、茯苓、猪苓、泽泻、当归、鸡血藤，有喘憋者加葶苈子、杏仁、麻黄等以宣肺、泻肺、利水。一般生黄芪、茯苓的用量要大一些，能够起到较好的补气升提作用，同时气虚纠正后运化水湿能力恢复，水肿消退较快。病久者少加桃仁、红花等活血药物，或加用益母草、泽兰等活血利水之品，以达到"血行则水行"的效果。这也是在肾病中针对水肿这一症状的治法，如果遇到尿蛋白较多但水肿明显者，可以先补气健脾、利水消肿，再加入菟丝子、沙苑子、芡实、金樱子等补肾固涩之品，从根源上防止精微物质的外泄。

如果水肿患者本身为湿热痰浊之体，或长期使用激素及免疫抑制剂等，则湿浊容易化热，导致湿热互结之象，这样类型的水肿相对较难，取效慢，需要仔细斟酌，应该守住一法持续用药，而且一般的西药对于此类型的水肿效果也较差。对于这类水肿患者，可以使用小陷胸汤、半夏泻心汤、蒿芩清胆汤、五苓散、三仁汤等方药进行加减，加用藿香、佩兰、淡竹叶、茵陈、菖蒲等药物，但是总体效果仍取效慢，这与湿热内蕴之后的胶结状态关系很大，即古人所谓的"如油入面，难解难分"。这类患者湿热困阻中焦，浊气渐生，食滞胃肠，湿热浊毒弥漫三焦，出现纳差、头晕、乏力等症状，处方中可加用神曲、鸡内金、枳实、莱菔子等药物，以通畅胃肠，使湿热积滞之邪从大便而出，给邪气以出路，湿热痰浊之体改善后，水肿才能逐渐消退。古人在治疗湿热内蕴类型水肿时会选用疏凿饮子、舟车丸等比较猛烈的药物，但是用药大部分也是使湿热从小便而去，结合上述的方法，可以选择从二便排出病邪，取效更加迅捷。

水肿日久，会出现伴有阴虚或者瘀血的情况。水肿伴有阴虚的患者一般经久不愈，曾服用过较多的利水渗湿消肿的药物，出现了过于利水而阴液受损的表现，即口干口渴，饮水不解渴，舌红无苔，脉象可见细数或者沉细。此时不能单纯地使用补气健脾药物，需要酌加养阴生津兼有利水之品，药品选用偏于凉润，如知母、石斛、牡蛎、玄参、白芍等，《本经》中记录白芍可以利小便，牡蛎、鳖甲等作为水生动物，也有一些利水消肿的作用。水肿作为临床中颇为常见的疾病或症状，治疗方法不一，根据实际疾病属性，结合病机证型，才能取得较好的效果，在某些疾病上需要中西医互相参照，取长补短，不可一叶障目。

## 十八、从"热毒伏邪"学说论述肾性血尿

肾性血尿是肾系疾病中最为常见的表现之一,中医方面认为其发生发展与"热""毒""瘀""虚"关系密切,常呈现胶结难分,缠绵不愈的表现。笔者参阅古今文献,结合临床实际,认为肾性血尿的核心病机应为"热毒伏邪",采用养阴清营凉血,宣散而透毒外达的治法,可提高临床疗效,故对该病进行浅述。

### (一)热毒伏邪概述

#### 1. 伏邪简述

伏邪,又称伏气,原意是指感受邪气,潜藏于体内,逾时而发。伏邪有狭义与广义之分,狭义的伏邪专指伏气温病,即外邪侵犯人体,正气不足,不能祛邪外出,使邪气得以伏匿,或伏于膜原,或伏于肌肤,或伏于脂膜,逾时而发。广义的伏邪则指一切伏而不即发的邪气,包括七情、饮食、痰浊、瘀血、内毒等内在致病因素。清代王燕昌《王氏医存》言:"伏匿诸病,六淫、诸郁、饮食、瘀血、结痰、积气、蓄水、诸虫皆有之。"

关于伏邪的发病和涉及范围,后世逐渐完善,如清代刘吉人《伏邪新书·伏邪病明解》云:"感六淫而即发病者,轻者谓之伤,重者谓之中。感六淫而不即病,过后方发者,总谓之曰伏邪。已发者而治不得法,病情隐伏,亦谓之曰伏邪。有初感治不得法,正气内伤,邪气内陷,暂时假愈,后仍复作者,亦谓之曰伏邪。有已发治愈,而未能除尽病根,遗邪内伏,后又复发,亦谓之曰伏邪。"这里所指的"伏邪"大大扩展了涉及范围,伏邪不仅指外感六淫所致,还包括内伤杂病所致,如病情得到控制,但邪气未除,病邪潜伏者;或暂时治愈,但未能彻底祛除发病因素,残余邪气潜伏体内,遇诱因则反复发作等,都是伏邪涉及的范围。

#### 2. 热毒伏邪之说

热毒之说,所言者较少。在涉及肾病的诸多病理因素中,不外乎湿、瘀、热、痰等,但是就病理性质而言,湿性黏腻,痰浊阻滞,一般会引起疾病的缠绵难愈,对于经络脏腑实质性破坏较轻,对于血络的损伤少;

而火热之邪则易于损伤血络，煎灼津液，炼血为块成瘀，血络干涸，瘀血遂生，造成各种出血，故伤及经络者较多。热毒之邪作为病理因素，易于流窜经络血脉，或因外感，或因内伤，潜伏藏匿于内，损及络脉，加之热性走窜，毒性剧烈，为病尤为难解，如遇诱因，反复迁延而不愈。尤在泾云："毒者，邪气蕴蓄不解之谓。"近代周仲瑛提出"伏毒"的概念，概括其有"隐伏、暗耗、暴戾、杂合、多变"的致病特点，认为"伏毒"是内外多种致病的邪毒潜藏人体某个部位，具有伏而不觉，发时始显的病理特性，表现毒性猛烈，病情危重或迁延反复的临床特点。内生"伏毒"常始于微而成于著，因多种病理因素，如湿、热、痰、瘀等，蓄积体内，不得化解，转酿为毒，藏匿深伏，性质多端，交错为患，反复发作。

**3. 伏邪的内在特点**

伏邪具有"发则有证可辨，伏则无机可循"的特点，故更多更长的是在体内"伏而不发"的过程，有医家认为"伏"是积累过程，积累到一定程度，就会发生质变，加之诱因，出现"发"的临床表现。因此，不仅要对伏邪发作时进行辨证治疗，还要探寻邪气潜伏深藏之时的治疗措施，阻断伏邪"量"的积累防止或延缓其达到"质"的变化。

**（二）热毒伏邪与肾性血尿**

**1. 热毒伏邪的部位及途径**

对于伏邪潜藏的部位，大部分医家认为邪伏少阴，如喻嘉言、张石顽、叶天士、柳宝诒等人，其中以柳宝诒阐述最详。他说："寒邪之内伏者，必因肾气之虚而入，故其伏也每在少阴。若皮肤有卫气流行之处，岂容外邪久伏。况果在皮肤，则病发亦轻，何至深入脏腑，而有险恶之证耶？"明确指出伏邪潜藏于少阴。

伏邪深入外透的途径，柳宝诒认为由皮毛循经络而伏于少阴，又从经络外发于诸经，他说："伏温之邪，从经络内袭"；"邪伏少阴，随气而动，流行于诸经，或乘经气之虚而发，或挟新感之邪气而发。其发也，或由三阳而出，或由肺胃；最重者热不外出，而内陷于手足厥阴；或肾气虚不能托邪，而燔结于少阴。是温邪之动，路径多歧，随处可发，初不能指定发于何经。"可见柳氏已然认识到伏邪的外在表现不一，向外透发的途径也非一，与肾气是否充足、感邪轻重等均有关系。

联系到肾性血尿，主要病机应为热毒深入少阴，潜伏于内不解，损及肾经络脉，血不循经而外溢，故见尿血；若兼素体阴虚，祛邪之力不足，热毒日久煎灼阴液，则见阴虚益甚，形成恶性循环。结合临床实际所见，可以表现为咽痛、发热、皮疹、紫癜、血尿等。

**2. 热毒伏邪的引动和外达**

从西医方面来看，多种原发性肾小球肾炎都有前驱感染病史，如上呼吸道、肠道、泌尿系感染等，其中尤以上感最为多见。如 IgA 肾病一般在上感后数小时或 1～2 天内出现肉眼血尿，其他如系膜增生性肾炎、局灶阶段性肾炎、膜增殖性肾炎等以血尿为主要表现的肾系疾病，也有相当部分存在前驱感染的病史。相对于中医理论而言，这一发病特点与"风邪入于少阴则尿血"极为相似，感受外邪后随即出现尿血，可以认为邪气经过皮毛或者口鼻的途径侵犯入里，影响到肾的功能。在临床中，笔者也实际观察到许多原发性肾小球肾炎的患者外感后血尿加重，而外感祛除后，血尿随之减轻或消失。这些在一定程度上说明，实际的病机当中，存在外感引动伏邪，伏邪借机外发的状态，疾病在动态中出现变化。

外感引动伏邪，如《素问·缪刺论》曰："今邪客于皮毛，入舍于孙络，留而不去，闭塞不通，不得入于经，流溢大络而生奇病。"多数医家认为外邪侵犯后，可从皮毛、口鼻而入，肺与皮毛相合，且少阴肾脉注入肺中，循咽喉，故风热毒邪直接入于肾，如正气不充，则邪气潜伏于少阴，久蕴为热毒而发病。邪气内伏而不得透发，蕴毒聚邪，阻滞肾之经络，造成"络脉缠绊之地"，日久则为"血液稽留，为积为聚，为肿为毒"，进而出现血络损伤，溢出脉外而尿血。

伏邪借机外达，如正气逐渐充盛，伏邪借外感之际，或其他诱因，可出现热毒外透，邪随达出的征象，笔者在临床中观察，发现有些肾性血尿的患者因外感、过敏等出现细小红色皮疹，经相关检查并未有所异常，恰恰表明此时正是热毒自血分、少阴向外透达的时机，若及时地应用清营凉血、清透疏泄的治法，则可使热毒随之而去，血尿减少而疾病好转。

**3. 热毒伏邪与肾性血尿的关系**

绝大多数学者认为，慢性肾炎为本虚标实之候。本虚主要是肺、脾、肾三脏功能失调及气、血、精、阴、阳的亏损，标实主要是外感、水湿、瘀血、湿热、热毒等。近些年关于上述病因病机的探讨较为完善，但论述热毒伏邪与血尿关系者较少。就肾性血尿而言，笔者认为以肾阴亏虚，热毒内伏为主要病机。肾阴不足则络脉失于濡养，热毒本就潜伏于内，本虚邪实相合，形成恶性循环，疾病更加胶结纠缠，难解难分。

笔者认为，对于肾性血尿而言，热毒伏邪潜藏于少阴肾经，感受途径不一，可因外感六淫，可因七情、饮食、房事等内伤，但殊途同归，病理因素形成后，热毒或因外来，或因内伤，潜伏于肾。若感受外邪，外感之邪引动内伏之热毒，内外相合而为病，导致热毒损伤肾经络脉，出现血尿。或因暂时得治而病情好转，但内在热毒伏邪未完全祛除，一直潜伏于体内，遇到诱发因素，可再次发病，缠绵难愈。热毒伏邪为核心病机，就临床而言，可以兼有其他病邪，如湿热久而不化，阻滞气血运行，与热毒相合，更加纠缠难解，不能速愈。如病久伏邪不去，则耗伤肾中精气，正虚邪实，无力外托，病邪更加深入，盘根错节，胶结于肾经络脉，久则极难祛除。

**（三）热毒伏邪之肾性血尿的治疗**

**1. 清营凉血，宣散透达为治疗原则**

根据"热毒伏邪于少阴"这一核心病机，治疗原则应清营凉血，宣散透达。柳宝诒曰："其肾气未至大虚者，倘能鼓邪外达，则由少阴而达太阳，病势浅而轻。若肾虚不能托邪，则伏于脏而不得外出，病即深而重。"这说明，肾气的充盛与否起到重要作用，具体来讲，应该与肾阴的充足、肾气的蒸腾、肾阳的宣化均有关，而肾阴精髓则是物质基础，柳氏认为："经言藏于精者，春不病温。则凡病温者，其阴气先虚可知。使或虚而未至于甚，则养阴透邪，治之如法，犹可挽回。若病温者而至虚甚，则邪热内讧，阴精先涸，一发燎原，不可治矣。"因此，真阴的充足直接联系到热毒是否潜伏，伏后是否可达而外出，愈后是否再次感邪等方面，起到至关重要的作用。

**2."凉、通、宣、透"为用药方法**

所谓清透泄热之法，用于阴虚未甚者，以祛邪为主，邪去则正安，热毒自然随之外解。若素体肾虚或迁延日久，热毒潜藏少阴日久，煎灼阴液，损及肾络，则当以扶正养阴为主，使正气有托邪外出之力。临床方药的选择，遵循"凉、通、宣、透"的原则，透邪外出是关键。如果恰遇外感之际，可趁势外透，选择金银花、连翘、紫草、栀子、蝉蜕等药物，仿照"入营犹可透热转气"的治法。稳定期，可以用平补脾肾药物，佐以清透，如菟丝子、女贞子、沙苑子、肉苁蓉、杜仲、桑寄生、生地黄、黄精、生黄芪、当归等药物，温阳不燥热，养阴不滋腻，燥热则煎灼津液，容易诱发热毒起伏，寒凉滋腻则闭阻气机，热毒不易外达而病深不易解除。此外，应加用一些活血通络之品，以松动络脉瘀滞，如王清任之解毒活血汤类，选药如丹参、牡丹皮、郁金、姜黄、酒大黄等，以行气活血兼有者较佳。此外，关于风药的应用，现代医家多有重视和发挥，如赵绍琴喜用荆芥、防风，叶传蕙常用地龙、僵蚕、全蝎、蜈蚣等虫类搜风，李可则常用麻黄、细辛、荆芥穗等药。

需要注意的是，在整体治疗方案中，用药不可过于寒凉，寒遏太过，气化代谢失常，导致肾阳虚馁，邪陷不达。正如柳宝诒所说："伤寒伤人之阳，温病烁人之阴，而其为正虚邪陷则一也。治伤寒，仲景既立助阳托邪之法；治温病，若惟取其阴而不鼓动其阴中之阳，恐邪机仍冰伏不出。拟于大剂养阴托邪之中，佐以鼓荡阳气之意，稗邪机得以外达三阳为吉。"临床选药之中，可佐以麻黄、细辛等宣发透达之品，开泄腠理，引伏邪外达。

## 十九、从奇经八脉论述顽固性蛋白尿

慢性肾炎蛋白尿顽固不易消除，目前中医研究多集中在脾肾亏虚，邪气内扰这一层面，从奇经八脉论述者较少。如果奇经内损亏耗，八脉固摄无权，导致阳气升举失司，络脉气血阻滞，最终出现精微下漏不止。奇经具有统摄、约束、稳固精微物质之功用，一旦受累，则变证顿起，如未予精准辨证施治，必然缠绵难愈。运用通补奇经八脉治疗顽固性蛋白尿，以补为体，重用血肉有情之品，充养精髓，填补奇经八脉，栽培身内之精血；以通为用，以苦辛芳香之品，宣通奇经气机，使经络之血脉活泼灵动，十二经与奇经八脉贯通流畅，生生不息。

### （一）奇经八脉蓄涵精微，统摄十二经脉，续接周身气血

**1. 奇经八脉功用精要，地位卓绝**

关于奇经八脉的记载最早见于《黄帝内经》，《内经》以降，从《难经》《脉经》到《诸病源候论》，延至元代滑寿《十四经发挥》、明代李时珍《奇经八脉考》，将奇经八脉理论逐渐发展完备，而清代大家叶天士《临证指南医案》对奇经论治的阐述发挥达到新的高度。奇经八脉与十二正经不同，既不直属脏腑，又无表里配合关系，其"别道奇行"，故称"奇经"。《奇经八脉考》云："奇经凡八脉，不拘制于十二正经。无表里配合，盖正经犹夫沟渠，奇经犹夫湖泽，正经之脉隆盛则溢于奇经。"但其功用颇为精要，可蓄积储备十二经脉之气血，具有灌溉周身、温润脏腑、充泽肌肤毛窍之效用。李时珍又言："其流溢之气，入于奇经，转相灌溉，内温脏腑，外濡腠理。"从历代各家论述可知，奇经八脉对于人体气血正常运行具有非常重要的作用，但时人多有忽视之意，其与十二经脉、五脏六腑之间关系紧密，地位超然。

**2. 奇经八脉含蓄真气，制约精微**

十二经脉犹如江河、沟渠，奇经则犹如湖泊、大泽，沟渠江河之水充盈满道则溢入湖泊大泽，水道干涸则无以蓄积，而湖泽可涵蓄水量，调配疏散江河之水。十二经脉承载气血周流全身而不息，奇经八脉涵存储蓄精血及真气，灌溉、温养、濡润脏腑及周身腠理肌肤。一代名医叶天士在前人的基础上再次发挥，认为奇经八脉不仅犹似湖泽可涵养蓄积精血，同时兼备"担任""约束""总督""维续""护卫""包举"的生理作用。《临证指南医案·崩漏》云："任脉为之担任，带脉为之约束，刚维跷脉之拥护，督脉以总督其统摄。"奇经八脉与十二经脉相互纠缠，构

成一个庞大而错综复杂的网络系统，可统摄周身精血真气使其不得外泄，维护气血流转而不得阻塞，护卫肌腠藩篱而不得侵袭，续维精微灌注而不得中断。奇经如湖泽，湖泽充盈满溢则灌注江河，分配调节水量大小，并可约束水流而使其循河道而行，防止冲毁泛滥而成灾，稳固堤坝而使江河之水湍流不息，湖泽之蓄满不泄。奇经八脉兼具统摄、约束、稳固、续接十二经脉及周身精血真气的至关重要作用。

概括而言，奇经八脉在整个人体网络系统中占有重要地位，尤其在储蓄、涵养、统摄、制约精微物质中是不可或缺的关键环节，而顽固性蛋白尿作为长期精微物质下漏不止，与奇经八脉失司存在盘根错节的联系。

### （二）奇经不固则精微下漏不止，八脉升举无权

**1. 顽固性蛋白尿为精微下泄不止，奇经受累**

叶天士所论奇经病候范围甚广，主要涉及虚劳、遗精、久疟、久痢、淋浊、不寐、诸痛、经带、遗精、不育、下元衰惫等。顽固性蛋白尿属于精微漏泄、下元精夺，人体精微物质可按层次划分为津、液、血、精、髓等，逐层提炼，凝结精华，经年累月之精微下泄，必延及奇经，久病之人则奇经无以滋养，脏腑不得温润，形骸不得充盈，十二经"沟渠江河之流水"干涸，必将累及奇经"湖泊大泽之蓄藏"，终成难治之病。叶天士云："冲脉动而诸脉皆动，任脉遂失担任之司。"《临证指南医案》中冲脉病可见月经后期、经水漏下、瘕聚、脐下动气等，任脉病可见疝气、经漏、带下病等，督脉病常见腰脊僵硬、下坠以及头重欲垂、经淋等。而顽固性蛋白尿属于精微下泄漏出，与上述病机多有重叠相合之意。

**2. 诸多病因侵袭奇经，收摄无权，精微失固**

顽固性蛋白尿缠绊因素甚多，如先天禀赋不足，或后天失于调摄，精血亏耗日久，奇经受损则见精微不能充养固摄。蛋白尿初始病因不一，如猝然感受风邪、湿浊、热毒等病邪，循经伤及奇经，邪气随之深入，扰动本虚之体，导致精粹之物质持续流失，而奇经亏损不得充养而病邪顽固交缠于内；或因各种病邪迁延日久，于体内攻冲肆虐，必然伤及奇

经，脏腑精血耗损，奇经八脉为之消磨，故精髓之物逐渐日损，病久不得充养滋润，故精微随之漏泄。故叶天士云："下元亏损，必累八脉""肝肾下病，必留连及奇经八脉，不知此旨宜乎无功。"疾病日久亏损消耗，尤其是病位居于下焦者，无论纯虚之证还是虚实夹杂证，势必累及奇经八脉，暗耗销铄奇经之精血，此涉及其蓄积、存储、涵养之本体。且，如奇经八脉因亏耗而固摄无权，或因病邪深入而损及经络，升固之气不足，则变证顿起。正所谓叶氏所言："八脉无权，下无收摄，漏卮不已。"奇经之统摄、约束、稳固精微物质的功能失司，则见下漏不止。叶氏又言："欲涵阴精不漏，意在升固八脉之气。"由此可知，奇经八脉空虚亏耗，收摄无权，则其涵养蓄积之意不得发，温润柔和之气不升而反降，其固摄收纳之功不固而反失，精微物质随之漏下不得止。试举一例以说明：范姓案载"父母弱症早丧，禀质不克充旺，年二十岁未娶，见病已是虚怯……下部无力，有形精血不得充涵筋骨矣。且下元之损，必累八脉。"

### （三）通补奇经法为治疗顽固性蛋白尿之根本举措

#### 1. 温润填补，宣通脉络，二者兼施为原则

叶天士的"通因"法见于《临证指南医案·产后》"奇经为病，通因一法为古圣贤之定例"。又提出"久病宜通任督"的观点，认为"奇经有损，必通补之"，从临证实际出发确立了这一治疗大法。所谓通补奇经，是将奇经病进行划分，实证宜宣通脉络，虚证宜温补兼通，这是奇经辨证的基本原则。所谓"补""通"相合，以补为主，以通为用。遣温润柔养以蓄积充盈亏耗之精血，用苦辛芳香以通畅郁滞之脉络，再佐统摄固涩以升举约束下泄之精微。正如叶氏所言："奇脉之结实者，古人必用苦辛和芳香，以通脉络；其虚者，必辛甘温补，佐以流行脉络，务在气血调和，病必痊愈。"

奇经之补宜辛甘柔润，避免刚燥滋腻：通补奇经法中的"补"法，奇经因独特的生理病理特征，一般治法难以取效，并非为常规认识的补气养血、养阴滋阴之法，而是以辛甘柔润、动静兼施之血肉有情之品进行补益。叶氏云："后人不晓八脉之理，但指其虚，刚如桂、附，柔如地、

味，皆非奇经治法。"指出奇经辨证既不能选择刚燥劫津之品，也不能选择阴寒滋腻之药。而后进一步指出："夫精血皆有形，以草木无情之物为补益，声气必不相应。"血肉有情之物，皆通灵含秀，善于培补人身之元气精血之虚，奇经病证多见形气不足，精亏髓减之症，故多选择血肉有情之品栽培精血，涵养其亏耗。

奇经之通宜上下调和，使气血畅和。通补奇经法中的"通"法亦有显著的特性，高世栻云："通之之法，各有不同，调气以活血，调血以和气，通也。上逆者使之下行，中结者使之旁达，亦通也。虚者助之使通，寒者温之使通，无非通之之法也。若必以下泄为通，则妄矣。"叶氏曾论："治奇经虚者，必辛甘温补，佐以流行脉络，务在气血调和，病必痊愈。"由此可见，奇经之病，当填补与宣通并用，使气血畅达无碍，方可达到痊愈之效果。

**2. 以补为体，重用血肉有情，以温润柔养填补奇经**

《素问·阴阳应象大论》云："形不足者，温之以气，精不足者，补之以味。"叶氏指出："当治下而兼治八脉，又须知填补精血精气之分，益火滋阴之异，或静摄任阴，温理奇阳之妙处。"故在遣方用药之时，选择温润柔养、填精敛摄之品方为填补奇经治法，并且，重用血肉有情之品，以充盈奇经八脉。其言："桂附刚愎，气质雄烈，精血主脏，脏体属阴，刚则愈劫脂矣。至于丹溪虎潜法，潜阳坚阴，用知柏苦寒沉着，未通奇脉，予以柔剂阳药通奇脉不滞，且血肉有情，栽培人体精血。"进一步指出刚药燥烈易伤精血，寒药凝滞恐损阳气，应当择血肉有情之柔药以温养奇经，方为正治之法。顽固性蛋白尿为奇经不固，久则耗损亏虚，以填补奇经法甚为合拍。目前多数医家在治疗该病时，以扶正补虚、滋养肝肾为主要方法，多采用草木之品进行治疗，从填补奇经论治者甚少，正如叶氏所言："五液全涸，草木药饵总属无情，不能治精血之惫，故无效，当以血肉充养，取其通补奇经。"

对于填补奇经的用药，大致可划分为草木之品与血肉有情之品。其中血肉有情之品在填补奇经中起到关键作用，一般以紫河车、龟甲胶、鹿茸、鹿角胶、牛骨髓、羊骨髓、猪脊髓、阿胶、鳖甲等充养阴血精髓，填补奇经八脉。叶氏认为："鹿茸自督脉以煦提，非比姜、附但走气分之刚暴"，"鹿茸壮督脉之阳，鹿霜通督脉之气，鹿胶补肾脉之血"。在运用温润柔药的同时，配合龟甲、鳖甲等柔顺静药，起到滋阴温阳、填补八脉的功效。李时珍曰："龟鹿皆灵而有寿，龟首常藏于腹，能通任脉故取其甲，以补心、补肾、补血，皆以养阴也。鹿鼻常返向尾，能通督脉故取其角，以补命、补精、补气，皆以养阳也。"各种动物之脊髓以形补形，以厚味填充奇经之阴液，正为合拍。然，奇经八脉的填补需要缓缓图之，不可操之过急。正如叶氏所言："余以柔剂阳药，通奇脉不滞，且血肉有情，栽培身内之精血，但王道无近功，多用自有益。"

此外，在应用血肉有情之品同时，配合滋味厚重、柔润壮水之草木之品以达到刚柔并济、阴阳调和的作用，如生熟地黄、肉苁蓉、枸杞子、胡桃仁、女贞子、墨旱莲等。《本草从新》言熟地黄："滋肾水，封填骨髓，利血脉，补益真阴，聪耳明目，黑发乌须……一切肝肾阴亏，虚损百病，为壮水之主药。"《本草经疏》称肉苁蓉为"滋肾补精血之要药"。此类药物可通过调补肝肾达到充补奇经八脉的作用。顽固性蛋白尿为奇经八脉不固，精微物质下漏不止所致，以血肉有情之品合草木厚重之药填补奇经，湖泽得以充养蓄积，满溢后反灌沟渠，暗耗或下漏之精微物质得到补充而缓解，下焦精气强壮而稳固，故蛋白尿得以控制。此为从根源上入手，温润柔养，静默缓补，从而达到治疗顽固性蛋白尿的目的。

在填补奇经八脉用药时需要注意，一般不选择附子、肉桂、淫羊藿等辛温燥烈之品。此类药物过于温燥消散，可灼伤人体精血阴液，使本就耗伤之精微物质更加亏损，此其一；一般亦不加入知母、黄柏、天冬之类苦寒沉降之品，此类药物过于寒凉凝滞，易闭阻奇经之气机，壅塞下焦精血化生，此其二；对于脾胃较弱者，可酌加砂仁、木香、鸡内金等顾护脾胃，防止滋腻碍胃，反至药不入经。

**3. 以通为用，择选苦辛芳香，宣通奇经气机**

叶氏提出："奇经为病，通因一法为古圣贤之定例。"通补之法中的"通"字体现补而不滞、动静结合的内涵。顽固性蛋白尿在致病过程存在多因素参与，如风邪、痰浊、湿热、瘀血、热毒等，多数医家采用祛风散邪、清热化湿、活血通络、解毒祛浊等法进行辨治。而奇经八脉多以血肉有情、厚味浊重之品充养形骸、填精益髓，故当佐以辛润通络、芳香宣散之品，犹如河渠湖泽灌注之时，疏通水行道路，使其灌溉注入有序，水流活泼而不停滞，十二经与奇经八脉贯通流畅，生生不息。叶氏云"治奇经虚者，必辛甘温补，佐以流行脉络，务在气血调和，病必痊愈""余以柔剂阳药，通奇脉不滞""仿大建中之制，温养元真，壮其奇脉，为通纳方法"等，均是强调通补结合，周流气机。常用宣通奇经八脉之药如桂枝、当归、香附、小茴香、川楝子、乌药、郁金、茺蔚子、青葱管等，用药切合其"非辛香何以入络？苦温可以通降"的观点。如《临证指南医案》周氏案："聚结左，肢节寒冷，病在奇脉，以辛香通络。鹿角霜、桂枝木、当归、小茴香、茯苓、香附、葱白。"顽固性蛋白尿在应用填补奇经八脉的基础上，佐以苦辛芳香通畅经脉气机，可使厚味重浊、血肉有情之品更加易于吸收，填补下焦之力雄浑；并且辛香疏通经脉气机可使深居之邪实更加易于排出体外。譬如欲使沟渠之流水顺畅，湖泽中蓄水清澈温和，则灌注之时既要持续注水，又要同时疏通底部之郁滞，防止水溢沟渠湖泽之外，此为常理。人身经脉环周不休，流行不止，故治疗顽固性蛋白尿当以填补奇经八脉为主，宣通经脉气机为助，补中寓通，通中寓补，方可达到更佳的治疗效果。

此外，顽固性蛋白尿存在精微物质持续下漏的状态，临证中稍佐固涩升举之品，使疗效更胜一筹。叶氏认为"欲涵阴精不漏，意在升固八脉之气"，用药如菟丝子、沙苑子、益智仁、补骨脂、芡实、金樱子、覆盆子、桑螵蛸等以固涩精微、升举阳气，针对奇经八脉不固导致的摄纳无权，升举失司之证颇为相合，可佐而用之。

## 二十、浅谈尿毒症之理法方药

尿毒症目前归属于"关格"这一范畴，西医认为，尿毒症是慢性肾衰竭晚期，是由于各种慢性肾脏疾病引起慢性肾衰竭终末期，患者可出现全身各系统受损表现，常见表现有消化道症状，如恶心、呕吐，可有严重贫血、乏力、心慌等，还可出现四肢抽搐、皮肤瘙痒等症状，尿毒症患者需要给予肾脏替代治疗，可采用血液透析、腹膜透析或肾移植。古人对"关格"这一疾病也进行探索和阐述。《素问·六节藏象论》记载："故人迎一盛病在少阳，二盛病在太阳，三盛病在阳明，四盛以上为格阳，寸口一盛病在厥阴，二盛病在少阴，三盛病在太阴，四盛以上为关阴，人迎与寸口俱盛四倍以上为关格"。这里说的是脉象，并不是尿毒症。张仲景《伤寒论》正式将关格作为病名提出，认为"关则不得小便，格则吐逆"。这里所论述的以症状为主，突出胃肠道和泌尿系统，但是也并非严格意义的尿毒症。清代李用粹《证治汇补·癃闭》云："既关且格，必小便不通，旦夕之间，陡增呕恶，此因浊邪壅塞三焦，正气不得升降……阴阳闭绝，一日即死，最为危候。"戴天章在《重订广温热论》中论述："头痛而晕，视力朦胧，耳鸣耳聋，恶心呕吐，呼吸带有溺臭，间或猝发癫痫状，甚或神昏痉厥，不省人事，循衣摸床撮空。"这种认识已经和现代医学的尿毒症基本吻合。由此可见，尿毒症治疗极其困难。

当今医家对于尿毒症的中医认知逐渐深入，治疗上多以健脾补肾、清热化湿、活血化瘀、祛风温阳等为主，我曾经查阅一些近代医家经验，理论及治法突破者相对较少，用于临床中疗效也参差不齐，但自身始终未找到鹊起的思路。在此常规治法不再赘述，仅强调祛除毒素这一治法。毒邪这一概念，从临床特点来看，则具备火热性、秽浊性、广泛性、善变性、内损性；在病程上具有顽固性和危重性特点。此外，毒邪还具备相兼性、隐匿性、复杂性等特点。毒邪的复杂性和隐匿性尤其值得注意，在传统思维的影响下，我们只是注意到外感六淫、内伤七情等致病因素，往往忽视毒邪的作用。在内科致病中，这种"微毫之毒"常常起病隐匿，难以察觉，或潜伏于内，或伴随他邪，或猝然而发而踪迹难寻，因于渐变，成于质变，故多忽视而不察；毒邪入体后，可流于经络，可深入脏腑，随之耗气伤血，损阴伤阳，变化多端，可成为胶结难除之病根，诸症不消之源头。充分的认知"微毫之毒"，对于疾病的把握和判断，最后落实到临证中的方药，才能提高疗效。

毒邪在肾病的发生发展中起着十分重要的作用，毒邪侵犯人体，无论外来之毒浊邪气，还是内生之病邪化浊蕴毒，均可导致气血运行乖戾，五脏失和六腑失通，尤以肺脾肾三脏失调为主，肺气不宣则不能正常布散津液，脾失运化则不能正常运化精微，肾失开阖则不能蒸腾气化水湿，故可见水肿、尿少、短气、乏力等症状。如毒邪停滞中焦脾胃，寒热错杂，升降失司，秽浊不正之气内生，清浊不分，相互掺杂而为病，可见腹胀腹泻、纳差恶心、口苦口臭、大便不爽等。如毒邪壅滞下焦肝肾，肝主筋肾主骨，肾失分清泌浊，精微下注，加之毒邪阻滞经络运行，精血化生疏布失司，毒邪肆虐，损伤血脉，停留于络脉深处，可见血尿、尿浊、腰膝酸软、神疲倦怠等症状。但毒邪本身的特点有具备相兼性、复杂性、秽浊性等特点，故一般不单独致病，兼有风、湿、热、瘀等，或因毒邪较盛而后伤正气，或正气不足而毒邪留存，故往往忽视而不察，起于"微毫之毒"，渐成"显明之毒"，终归"张狂之毒"。

毒邪夹杂风邪、湿浊、瘀血留滞于体内，逐渐耗伤正气，正气衰惫，无力祛毒于外，各种病理因素互相掺杂胶结，壅滞三焦，气机失常混乱，犯上可扰肺而见咳嗽气喘，滞中可阻脾胃而见恶心口苦，下注可动肝肾而见尿浊血尿。尤其可损伤肾络，扰动精血，甚则迫血妄行而见紫癜、瘀斑等。此外，毒邪易于深入营血，动血破血，扰动心神，入血窜脑，蒙蔽神明，亦可见嗜睡淡漠、神昏谵语等表现。到最后阶段，毒邪肆虐张狂，上凌心肺可见喘息不能平卧，秽浊壅塞中焦可见口中尿味、呃逆呕吐，下阻溺窍可见小便难下或者无尿。毒邪亢盛甚则损阴伤阳，动风伤精，引动肝风，过则内闭外脱。内毒作祟，缠绵久病，猝然加重，渐行恶化，病情危笃，变化多端。正如戴天章《重订广温热论》所言："头痛而晕，视力朦胧，耳鸣耳聋，恶心呕吐，呼气带有溺臭，间或猝发癫痫状，甚或神昏痉厥，不省人事，循衣摸床撮空，舌苔起腐，间有黑点。以上溺毒入血，血毒上脑之候。"

目前，对于肾病尿毒症的常规治疗颇多，如健脾益气、滋补肝肾、祛风清热、化湿祛浊、活血通络等。药物的选择上也各具特色，健脾益气多选择大剂量生黄芪、党参、太子参、白术、黄精、山药等，滋补肝肾多选择熟地黄、当归、山萸肉、女贞子、楮实子、枸杞子、桑椹等，祛风清热多选择金银花、连翘、蝉蜕、防风、蚕沙等，化湿祛浊多选择藿香、佩兰、苍术、茵陈、厚朴、草果、白芷、菖蒲等，活血化瘀多选择桃仁、红花、丹参、乳香、没药，甚则虫类药如穿山甲、水蛭、地龙、土鳖虫等。以上为常规用药，在辨证论治的前提下可随症加减，但对于

"微毫之毒"的治疗并未纳入其中，因为病因病机的存在，故毒邪不但不能忽视，反而应当重视。近现代医家对于毒邪的认识和治疗进行相关探索，对于慢性肾病的毒邪致病，徐嵩年老中医一般选用白花蛇舌草、七叶一枝花（重楼）、蒲公英、板蓝根、田字草（蘋）、铁扫帚、马鞭草等以清热解毒利湿；林鹤和老中医则多选用连翘、蒲公英、石韦、车前草、半边莲、半枝莲、白花蛇舌草、白茅根等以解毒凉血、化浊利湿；张镜人教授认为徐长卿、六月雪可以清热解毒，而晚蚕沙可以"走浊道而使之归清"；张沛虬老中医多用荠菜花、马蹄金、萹蓄草、地锦草、乌蔹莓、薏苡仁根、石韦、生地黄等以清热解毒、凉血通络。由此可见，近现代医家对于毒邪导致肾病已经有了认知，并使用清热解毒、化湿利水、凉血利咽等药物进行治疗，效果颇佳。

个人认为，在解毒药物的选择上，应挑选药物本身具有解毒性质功效者，而并非通过清热、化湿、活血、消痰、泻下等而产生的解毒作用。因此应该加以筛选和辨别，具体药物可按三焦及气血进行分类，如气分兼有外感者可选择金银花、连翘、板蓝根、大青叶以清热解毒、利咽透散；兼有水肿者选择白花蛇舌草、半枝莲、半边莲、石韦等以解毒散结、化浊利水；若毒邪潜伏日久，可选择入血分之品，如水牛角、紫草、地骨皮、玄参、牡丹皮以解毒散血、凉血养阴等。此外，值得注意的是经常被忽略的解毒药物，如贯众、重楼、拳参、青黛、大小蓟、漏芦、六月雪、败酱草、升麻、土茯苓等，这类药物一般多用于肝胆胃肠类疾病或泌尿类疾病，作用解毒之品应用的概率相对较小。而很多解毒排浊、消散痈肿的药物在肾病领域的应用更为稀少，我们可以从历代古籍中进行筛选和挖掘，深入查阅古代本草医籍，尤其是未划分归经者，如《本经》仅指出该药有何功效，其理解可能与现代有所不同，但必是经验积累，历经临证验证，现代之药性所论，可能已失古代之全见，注意加以区分。

对于尿毒症的治疗，需要根据实际情况判断补益和祛邪的比例，如患者正气较虚，即便有邪气内蕴，也应该以补气养血、滋补肝肾等为主，稍佐以解毒排浊；如正邪各半或邪气相对较盛，患者又无明显不适症状，可以考虑在补益正气的基础上，加大祛邪解毒的药物，使邪去则正安，不可拘泥。张子和对于祛邪法尤为钟情，近代姜春华等前辈使用"截断扭转"的思路治疗顽固性疾病也有非常精辟的见解，值得探索和应用。

另外，对于肾炎蛋白尿的治疗，也可酌情参考此法。肾炎蛋白尿不易消除，各家众说纷纭，而西医认为出现蛋白尿多数是因为免疫炎症反应。如果沿用此思路进行深入探索，可推测尿蛋白的出现除脾失固摄、肾之封藏失司外，当有病邪从中隐藏而未发，病久而不易祛除。对于顽固性蛋白尿的治疗，多数医家熟知湿浊、瘀血、风邪等病理因素可致病，对于热毒的重视相对较少，用药上涉猎也有所欠缺，仅局限于泽泻、益母草、石韦等药物。个人浅见，治疗蛋白尿之思路可以选择用蒲公英、大青叶、败酱草、漏芦、白茅根之品，一方面可以祛除郁积在体内的湿热痰浊，另一方面可以走下焦，清除深伏于内的热毒。我也将此理论和方药应用于临床实践，效果尚可。由此可见，无论任何疾病，从理论到临证，都需要注重思维之开拓性，药理组方的追根溯源，不可一味求新求异，要有根有据。

## 二十一、温热病在内科中的证治浅谈

我曾喜好温病的理法方药，浸淫其中数年，但众多温病著作书籍草草读过，得心者甚少，未能形成系统，将温病之思想与临证所见之病证，互相糅合，印证而论治，也稍有心得。临证之中，无论何种理法方药，何人所创，以疗效为第一标准。推而广之，将各家学说与当世实际疾病相融合，反复印证，才可达到随手取效的效果，临床中采用温病的理法方药，进行灵活变通，可治疗多种外感热病及内科杂症，颇具实用性，就温热病与临证结合做简要分析。

### （一）病因特点

#### 1. 外感

目前气候温度变化幅度较大，从清末民国开始至今，总体气温呈现逐渐升高的趋势。感受温热、酷暑燥烈偏多，冬春两季间有寒邪袭表、湿浊侵袭，容易入里化热，且寒邪如不能短时间内快速解除，化热速度极快。张菊人老中医曾言北方厚衣棉裘，加之冬季室内暖气干燥，故初期多呈现内热外寒局面。整体而言，外感寒邪比例较前下降，总体趋势为温、为热、为燥。其中，兼杂戾气毒邪为患，各类传染性疾病不曾完全截断，故整体外感疾病与之前相比相对复杂，病机也有所变化，病因在一定程度上决定病机转变，从而直接影响到方药的实际使用。此言适用于北方大多数地区，南方未必完全是这样，《伤寒大白》称南方无正伤寒，麻黄、桂枝仅可用于北方冬月。其实并不是这样，南方冬季寒湿冷冽，反而使用辛温发汗解表的概率更大一些。

**2. 饮食**

当今社会饮食种类与古代相比较，种类和制作方法丰富了很多，所谓膏粱厚味、辛辣爽口、烤炙乳甘、种类繁多莫过于此。与此同时，因为工作学习繁忙，导致饮食不规律不节制、夜间进食较多等情况日渐增多，还有一种情况是过度节食、减肥等也较多。这种情况下会出现几种情况，一是湿浊积滞内蕴，津液不能运化，胃为水谷之海，但同样易藏污纳垢，曲折蜿蜒而积攒停滞；二则饮食不节制，日久损伤脾之运化转输，容易耗伤脾阴胃液；三则节食瘦身者甚多，过度节食则暗耗脾胃之气，气血生化乏源，日久百病丛生。故当今社会之脾胃病与李东垣所论之脾虚、叶天士所论胃病有所差异，需要根据实际情况进行辨别，分清病因，才能有的放矢。

**3. 情志**

现代社会压力大，工作紧张忙碌，生活节奏快，这种状态下容易思虑过度，耗伤心营，过子时而未寐，暗耗肝血肾精；因诸多因素导致性情急躁易怒，日久气郁化热，伤及肝阴肝血。故初期易出现心肝实火，日久则煎灼心血肝阴，出现实火虚热夹杂的局面。叶天士曾言："内经以五志过极皆火，但非六气外来。芩连之属，不能制伏，固当柔缓以濡之。"临床所见，很多时候是心营、肝血、肾精内耗而产生虚火，同时夹有胃火、心火、肝火等实热，虚火和实火并见的情况比较多一些。

**4. 房劳**

时人欲望无涯，且不善摄生倍于古人，不知持满御神，"不藏精"更甚。吴鞠通曾说："不藏精三字须活看，不专主房劳说，一切人事之能摇动其精者皆是。"所欲不遂，思虑过度，心阳持续涌动，可以暗耗心营肝血和肾精，思虑过度则销铄心营，肝火内蕴则消耗肝血，房事不节则伤及肾精，日久则水亏火炽，下虚上实，变生百证而出。

### （二）疾病变化

随着时代的变化，上述病因随之出现改变，从而导致所患疾病的病机发生转移，起始因素导向结果，最终影响临证方药的应用。

从外邪而言，北方气温高而偏于干燥多风，燥热毒邪易于偏盛，易伤津液，蒙蔽清窍，导致肺之宣降失司，故可见肺热内蕴、痰浊壅肺、肺阴亏耗等证型，这种内在病机容易招引风寒毒邪，触之则内热而外寒，变证迭出，故可见恶寒发热、咳嗽痰多或干咳、周身酸痛、咽痛咽干等症状。如感召外来风热之邪，两阳相合，更容易风火相扇，迅速化热伤津。

饮食归于脾胃，如土地之污秽，积聚而为病，土不涵水，土不荣木，犹如土地板结，不能留存水液，树木也不能生长，日久则痰浊、瘀血、秽浊均壅滞于中焦，上可至肺，下可达肾，传邪于脘腑，皆为所患，且日久必由实至虚，故多见胃脘部嘈杂、烧心反酸、胃痛胃胀、大便不畅或黏腻等症状。如果过度节食减肥，则损伤脾胃之气，消损中焦之阴，则气血生化不足，湿浊容易内生积聚，导致倦怠乏力、胃脘胀满隐痛、大便干结或稀薄等症状。

情志异常可以分为几种，思虑过度不仅可以伤及脾胃，还可以诱发心火内生；肝气郁结则容易化热，肝火内盛而灼伤肝之阴血，导致肝火夹阴血亏虚；心火浮游于上不得下潜，肝火上亢不得滋润敛降，累及日久会暗耗肾中精华，导致肾精不足，可见情绪急躁易怒、失眠多梦、心中烦闷和悸动不安等症状。

欲望亢盛不仅指房事，亦有所追求名利二字者，致病殊途同归，煎灼肝肾精血，极易阴虚而阳亢，且夹心肝实火并发而上涌，可见眩晕、耳鸣、腰腿酸软、记忆力减退等。近些年情志类疾病明显增多，与肝郁内热、心火亢盛、肾水不足皆有关，正所谓时代背景下的主流疾病谱的衍生变化。古今不同，风土各异，不能一以视之。

以上因外感、饮食、情志、房劳等导致的疾病演变，如果感触外来的温热邪气，则体内病机的变化与之相合，内外招引，产生不同的疾病表现。虽有素体禀赋不同，但时代大背景下主流疾病谱的演变在一定程度上决定了外感病的转归，从而直接影响治疗方向。

### （三）治疗变化

基于目前病因病机的变化，温病之卫气营血辨证、三焦辨证以及伏气温病等手法用于外感热病或内科杂症之中，可能存在卫气同病、卫营同病、气营同病等实际情况，并非完全按照顺序依次传变，治疗上紧随实际病情而进行变化。

卫气同病、卫营同病，因体内津液精血空虚，虚火与实热并存，毛窍易于开泄，故招引外邪，寒邪戾气侵袭毛窍及口鼻，触之则为病。很多情况下体内存在实热或者虚火的基础，疾病发展并不是按照卫 - 气 - 营 - 血的传变次序进行的，卫气同病、卫营同病者很多，银翘散、桑菊饮之辈需要变通才能取到较为理想的效果，不然势必不效。如果初感外寒风邪，则于解表散寒剂中选择较为平和者，如紫苏、荆芥、防风等，或于麻桂剂中加入清内热之辛寒之品，选方如人参败毒散、九味羌活汤之类等皆可加减。如果初感风热之邪，则可于银翘散、桑菊饮、麻杏石甘汤中加入养阴清营之品，一则清热养阴生津，二则防止热邪陷入心包，不必过于担忧引邪入里。如果邪退遗留咳嗽，多为肺气不宣、余热未清，以法治之。如果初期症状为咽痛、口干、周身肌肉酸痛、恶寒发热等，此为内热夹外寒，闭阻肌腠，当选用陶节庵之柴葛解肌汤加减，取效颇捷。此外，秽浊戾气毒邪也为不可忽视的致病因素，与近代所说的流感等传染性疾病有类似之处，在辨证治疗的基础上，可酌加解毒辟秽之品，如贯众、板蓝根、大青叶、拳参等。

据临床实际而言，卫分证不是十分多见，感触外邪之后停留于卫分证的时间较短，很快转入气分证，呈现出卫气同病的状态，此时可以选择在解表散寒或疏散风热的基础上加白虎汤以解表清里。若见气营同病，则可按照清营汤加减治疗，配合银翘散以清透外邪，转出而解。若兼见血分证，或患者素体血热而阴虚，则再选择犀角地黄汤之类，但该方力量有所不足，一方面需要加大清热凉血药物，如玄参、白薇、地骨皮等，另一方面也要佐以透散热邪药物，如升麻、葛根、柴胡等，同时还要及时顾护津液，如白茅根、石斛、北沙参等。正如温病学家所言："留得一分津液，便有一分生机。"

温热病治疗大法古今医家已趋于完善，从卫气营血、三焦辨证等方面进行阐述，《温热论》原文云："大凡看法，卫之后方言气，营之后方言血。在卫汗之可也，到气才可清气，入营犹可透热转气……入血则恐耗血动血，直须凉血散血……否则前后不循缓急之法，虑其动手便错，反致慌张矣。"这是常规温热病的治法，选方如银翘散、白虎汤、清营汤、犀角地黄汤、安宫牛黄丸之类，众多医家从不同方面进行论述，在此不进行细谈。近代姜春华有"截断扭转"理论，对于急性传染病、重症肺炎、急性胆囊炎等有深入的分析论述，同时也认为不能完全按照疾病的传变次序进行治疗，将卫气营血辨证施治和截断病源辨病用药有机地结合起来，提倡"重用清热解毒""早用苦寒泄下""不失时机地清营凉血"，认为对于温病，必须抓住早期治疗，不必因循等待，必要时可以早期截断卫气营血的传变。其实，姜老所说的是临证实战经验，颇有道理，对于临床中发病急、传变快、病情重的疾病十分实用，但是对于一般情况的温热病，还是可以参照温病学家相关理法方药的。临床实际中，必须细心体察实际情况，结合时代背景下的气候、饮食、情志等方面，考虑患者的内在基础情况，再结合不同时令的感触寒热温凉差异，从而在治疗大法的基础上进行变通，才能取得较好的临床疗效。

关于温热病养阴法方面，如果温热之邪伤及阴液，加上本身津液的不足，容易导致病势快，病程长，易反复，总归皆是因为内热重、阴液亏、污秽积，招引邪入后不能速去。阴液之滋生绝非一日之功，必须缓缓图之，近人总求速效，以为已然痊愈，医生患者皆大欢喜，不知内脏尚未调达，五脏亦未平和，阴液仍干涸未能充润，病情必然反复。

阴液包含的范围非常广泛，津、液、血、精、髓等，易亏而难成，人体各类阴液的正常生成过程是逐层浓缩、提炼，再逐步地灌溉渗透。阴液亏损，于肺可见干咳、乏力、咳嗽等，治之当以清正平和，如沙参、百合、麦冬、芦根等；于心可见失眠、心悸等，治之当以酸寒收敛，如白芍、酸枣仁、生地黄等；于肝可见胁痛、目涩、耳鸣等，治之当以酸敛柔润，如何首乌、白芍、生地黄、女贞子、乌梅、木瓜等；于肾可见腰膝酸软、盗汗等，治之当以柔和润泽，如熟地黄、肉苁蓉、女贞子、墨旱莲、枸杞子、桑椹、菟丝子等，总以清、平、动、柔为主，不可阻塞气机。

如果兼有标证也当顾及，如清肺之芦根、桑叶、桑白皮；清心火之淡竹叶、黄连、莲子心等；清肝火之龙胆、夏枯草、牡丹皮等；泻肾火之玄参、知母等。治本所在缓，治标所在急，二者都应兼顾。

## 二十二、湿热病在内科中的证治浅谈

湿热病与温热病并驾齐驱，都是温病的主要组成部分。湿热病缠绵难愈，病位以中焦病居多，温病四大家均以南方作为时代背景进行阐述，再历经数百年诸多名医的完善，论述已经极其详细。我在临床中遇到很多以湿热阻滞为表现的内科杂症，对于湿热病的治疗也稍有心得，现就结合湿热病的相关理论，对北方常见湿热病进行浅谈。

### （一）病因特点

北方气候干燥多风，雨水相对南方偏少，不似南方闷热多雨，潮湿异常，这是自然环境差异。南方之湿热，确实如薛生白、王孟英等人论述，如油入面，热蕴湿中，交缠难解，但南方所言湿热病实际上很大一部分是指湿温病，与北方之湿热病有所差异。北方湿热以内伤湿热为主，不同于南方之外感湿热，因北方湿热以内伤为主，故脾胃旺者易从胃化热，脾胃弱者易从脾化湿，但结合饮食习惯，化热化燥者居多。

首先，气候问题。冬季干燥缺少降雪，而多以暖气煤火取暖，易生燥热，日久则灼伤阴液；春季则多风而干燥，雨水更少，且气温骤然升高，直接进入夏季。就湿热而言，似乎夏季为多，南方尚可语，北方不可言，北方之夏暑，流火铄金，虽有间雨，不能凉其气，滋其干，而夹湿邪者偏少，与南方之环境不同，秋季更为干燥伤阴，未及凉寒，又至冬季，往返循环。

其次，饮食偏颇。北方多嗜重味，喜肥甘，好煎炙酒烤，或饮酒豪爽，湿热秽浊易酿生，更易于化热而积滞，且平素多数不注重养生，随性快意为之，久则化滞成积，壅滞脾胃及肠腑。

最后，社会人文环境的影响，导致人们心绪不宁，遇事急躁易怒，情绪起伏不定，世人多奔波劳碌，苦心经营，思虑过度，心火随之而起，肝热逐渐内生。总之，湿热病虽病在中焦，但与肝胆、肠腑关系密切，与心肺亦有关联。北方之湿热多内伤、少外感，从阳化燥、夹有积滞者多，从阴化寒而成寒湿者相对较少。

不因何病之起由，不因何学派之兴衰，不因时医流弊之流行，总以所在之地，所入之饮食，所绕之人文，所感之病邪，种种因素，合而为病，且因时、因地、因人所治者，方可有的放矢。清代名医徐灵胎在《病同人异论》曾言："天下有同此一病，而治此则效，治彼则不效，且不惟无效，而反有大害者，何也？则以病同而人异也。夫七情六淫之感不殊，而受感之人各殊。或气体有强弱，质性有阴阳，生长有南北，性情有刚柔，筋骨有坚脆，肢体有劳逸，年力有老少，奉养有膏粱藜藿之殊，心境有忧劳和乐之别。更加天时有寒暖之不同，受病有深浅之各异。一概施治，则病情虽中，而于人之气体迥乎相反，则利害亦相反矣。故医者必细审其人之种种不同，而后轻重缓急大小先后之法因之而定。"

## （二）治疗方法

湿热病的治法古今医家论治详尽，北方之湿热与南方不同，故治法当然有异，需要在前贤的认识上加以变通应用。常规治法之中，分上、中、下焦而论，再分湿与热孰轻孰重。在上焦者，湿重于热，可用藿朴夏苓汤、三仁汤；湿热并重，酿痰蒙蔽心包，可用菖蒲郁金汤合至宝丹；在中焦者，可用王孟英之连朴饮、叶天士之甘露消毒丹，此为湿热并重者；若热重于湿，则可用白虎苍术汤，若见化热，可用犀角地黄汤，从寒者可用真武汤之类，此南方湿热病常规治法。

北方湿热病因从阳化燥，夹有积滞者偏多，故中焦连及肠腑湿热并重者多，且夹有心肝实火。因热可涉及肠腑，夹食夹滞，湿热本就难解，夹积夹滞更为纠缠，故三仁汤、藿朴夏苓汤之类效果不佳，初期即可选用王孟英的连朴饮、叶天士的甘露消毒丹，小陷胸汤加枳实、蒿芩清胆汤之类亦可选用；若已有内热或食滞停于肠腑，枳实导滞丸可用，或上方中加入芍药汤之辈，不必拘泥于何方，随手加减。

因夹有积滞而湿热不易去者，可加入消食导滞之品，如鸡内金、神曲、莱菔子、焦槟榔、麦芽等，以下行导滞，使湿热邪气随大便而去，此其一也。笔者常思之，临证可见舌苔黄厚腻而偏干者，此为湿热化燥，伤及阴液。湿热阻滞，津液更不易输布，虽前贤言于湿热之中加入养阴之品，但久思之，如见化燥征象，亦可少加入，但以甘平凉润为品，不可阻滞气机，如芦根、白茅根、石斛、玄参、麦冬等；且湿热化燥而见大便干结，则加入生大黄、枳实、芒硝之类，防止燥热内结而成大承气汤证，此其二也。湿热阻滞三焦气机，气血必然受阻，故针对日久之湿热内结证，可加入活血凉血之品，用药可选郁金、牡丹皮、赤芍、三棱、莪术等，甚则仿吴又可三甲散，以土鳖虫、僵蚕、鳖甲之类散结疏通气血，使湿热痰浊松动而易于排出体外。

### （三）治疗变化

湿热病在上者可辛宣芳化，于外感湿热多用，北方应用范围偏小，而湿热病以中焦气分最多，且纠缠胶结，难以速愈，中焦与肠腑相连密切，虽云三焦之气化最为重要，但湿热并重之中焦所用气化已不能胜任，必须给湿热病邪以出路方可周全，因不在上焦，故自小便出者少，唯一从大便而出湿热积滞之邪，病当速愈，若见大便黏腻不爽，且臭秽重，必用导滞之品，若大便已见燥结，自不必言，更应用之，虽前人劝导湿热不可下，但病机已在，不可胶柱，拘泥金言玉律。试问，如不予病邪出路，湿热积滞如何能化？从何处而走？况且，古人也有湿温下法的论述。叶天士云："再论三焦不得从外解，必致成里结。里结为何？在阳明胃与肠也。亦须用下法，不可以气血之分，就不可下也。"王孟英也说："湿热病原有可下之证，惟湿未化燥，腑实未结者，不可下耳，下之则利不止，如已燥结，函宜下夺，否则垢浊熏蒸，神明蔽塞，腐肠烁液，莫可挽回，较彼伤寒之下不嫌迟，去死更速也。"

温病学说鼎盛于南方，四大家之叶、薛、吴、王，孟河学派之费、马、巢、丁，名医辈出，灿若星河，在传承的基础上，结合时代背景进行变通，达到良好的临床疗效，甚至有所突破，方可足慰平生。

## 二十三、温病下法在内科杂症中的应用

### （一）温病下法的源流

#### 1. 秦汉时期

《素问·阴阳应象大论》曰："中满者，泻之于内。"《素问·热论》曰："其满三日者，可泄而已。"《素问·至真要大论》曰："留者攻之。"这里是指病邪积滞于内，所致中焦脘腹胀满，里实内结，宜用攻下祛邪法。首先把下法成功运用于临床，将其作为基本大法独立呈现，实乃张仲景之功。确立寒下、温下、峻下、缓下、逐水等不同方法。《伤寒论》中所载大承气汤、小承气汤、调胃承气汤，分别治疗不同程度的"腹满"之证。除三承气外，还有为下焦蓄血所设桃核承气汤、抵当汤，为水饮结胸证所设大陷胸汤、十枣汤，为脾约证所设麻子仁丸等，堪称临床运用下法的鼻祖。

#### 2. 金元时期

金元时期的医家在下法理论和应用的发展中起到了承前启后、创新突破的重要推动作用。刘完素倡导"火热论"，认为"六气皆从火化"，治疗火热为因的病症使用寒凉药物，他认为凡表证已解而里热郁结，汗出而热不退者都可以运用下法。因此，后世有"伤寒宗仲景，热病崇河间"之说。张从正为"攻邪派"代表，将下法推上又一个高峰。他认为邪气的阻碍是血气郁滞的根本原因，故祛邪为第一要义，据此确立了"论病首重邪气，治病先论攻邪"的疾病诊治总原则，下法在祛邪法中最为直接，可达到"陈莝去而肠胃清，症瘕尽而营卫昌"的目的。

#### 3. 明清时期

吴又可在《温疫论》下卷"应下诸证"中，用专门的篇章陈列了19种应用下法的特征，主张下不厌早，主张急症急攻。他还提出"邪为本，热为标，结粪又其标也"，下法"非专为结粪而设""勿拘下不厌迟""邪

未尽可频下"的观点。叶天士在《温热论》言："再论三焦不得从外解，必致成里结。里结于何？在阳明胃与肠也。亦须用下法，不可以气血之分，就不可下也。"而吴鞠通补前人之未备，总结创立多首承气新方，将之运用于温病治疗，如护胃、宣白、导赤、牛黄、增液各承气汤类方和新加黄龙汤等法。

### （二）温病下法的内涵

温病下法是运用具有泻下作用或滋阴增液的药物组成方剂，治疗外感温热或湿热之邪所致大便内结、阳明腑实、湿热积滞、津亏便结等证，以达到攻下祛邪、急下存阴、荡除积滞等治疗目的。温病下法最大的特点就是针对性较强，主要针对外感疾病中具有温热性质的一类疾病。温病学家柳宝诒说："温热病热结胃腑，得攻下而解者，十居六七。"

温病下法主要运用寒下法，治疗温热之邪及湿热之邪，犯及阳明造成阳明腑实或湿热积滞等症。成因多为卫分热邪转入气分，邪传胃腑，邪热内结；或上焦热邪下传中焦，邪结胃腑而成。

温热病多不兼有湿邪，用药忌刚喜柔；湿热病多兼有湿邪，用药忌柔喜刚。因此，对于温病里结便秘之证，必须区别温热与湿热，采取不同的下法。

温热病下证的病机主要为阳明胃热伤阴，肠失濡润，邪热与肠中糟粕相结，致使燥屎内阻，胃气不降，邪无出路。临床表现以腹满、便秘、苔燥为特点，治疗当以承气之剂，苦寒攻下，或滋阴攻下，通降胃气，逐邪外出，以救阴液。故多选用承气汤类方，如增液承气汤、宣白承气汤、新加黄龙汤、牛黄承气汤、导赤承气汤等。

湿热病下证的病机主要为湿热内阻大肠，阻滞肠道气机，致使传导失职，清阳不升，浊阴不降，大便不下，临床表现以腹满、便秘、苔腻为特点，治疗以导滞通下、宣清导浊为主，清热利湿、通腑导下、宣发清气，导浊而出。

湿热病的下法：吴鞠通提出湿温忌下的观点，但是仅适用于湿温病早期，湿重于热或湿热并重之证候，并非贯穿于湿温病始终，如果病情进展，出现胃中积滞，或者热重于湿，或湿邪化燥等，则当下则下。不可过于拘泥前人的字句，一味倡导"湿温禁下"。王孟英曾论断："湿热病原有可下之证，惟湿未化燥，腑实未结者，不可下耳，下之则利不止，如已燥结，函宜下夺，否则垢浊熏蒸，神明蔽塞，腐肠烁液，莫可挽回，较彼伤寒之下不嫌迟，去死更速也"。

在湿温化燥中，《湿热论》《温病条辨》介绍三种湿温化燥的情况，皆可使用下法泄热通便。①暑湿已去，热结独存。《温病条辨·中焦篇》曰："阳明暑温，湿气已化，热结独存，口燥咽干，渴欲饮水，面目俱赤，舌燥黄，脉沉实者，小承气汤各等分下之。"②胃津劫夺，热邪内居。《湿热论》曰："湿热证，口渴，苔黄起刺，脉弦缓，囊缩舌硬，谵语，昏闷不知人，两手搐溺，津枯邪滞。宜鲜生地黄、芦根、生首乌、鲜稻根。若脉有力，大便不通，大黄亦可加入。"③湿热波及厥阴发痉。《湿热论》曰："湿热证，发痉，神昏笑妄，脉洪数有力，开泄不效者，湿热蕴结胸膈，宜仿凉膈散；若大便数日不通者，热邪闭结肠胃，宜仿承气微下之例。"

临证中，如湿热痰邪互结于胸，湿热酿痰，结聚于胸，形成结胸的症候；或结胸证，夹有湿热之邪与肠中燥屎相结，成腑实证；若只有前者则可用小陷胸汤加减，夹有后者可用承气和小陷胸汤方。清代温病学家何秀山称赞此方："此为开肺通肠，痰火闭结之良方。"如果湿与热困阻中焦，湿热与积滞搏结于肠道，进而出现身热稽留，胸腹灼热，呕恶，大便不爽，色黄如酱，苔黄厚腻，脉滑数等症状，非通导不能祛其积滞，非清化不能结其湿。可选用枳实导滞汤以导滞通下，清热化湿，即俞根初所谓的"轻法频下"法。

关于"轻法频下"，章虚谷曾较早提出此观点。他指出"伤寒化热，肠胃干结，故下宜峻猛；湿热凝滞，大便本不干结，以阴邪瘀闭不通。若用承气猛下，其行速而气徒伤，湿仍胶结不去，故当轻法频下。"后世俞根初承此说，提出"每有迟一二日，热复作，苔复黄腻，伏邪层出不穷。往往经屡次缓下，再次清利，伏邪始尽"，故创枳实导滞汤，用攻下之法通导肠腑湿热积滞。何秀山评价此方"开者开，降者降，不透发而自透发……此为消积下滞，三焦并治之良方"。

### （三）湿热病下法的延伸

笔者曾论述北方湿热病时指出，湿热之证本多蕴结于中焦，属阳明太阴者居多，中气实则病在阳明，中气虚则病在太阴。但就目前临证来看，湿热除中焦之外，还多偏于肠腑，不局限于脾胃，挟有心肝之火、肝气者甚多。故湿热之病位，自胃至肠，涉及心、肝二脏。并且，内伤之湿热与外感之湿热，治法不同。应提倡更加早下、频下，不可错失良机。虽未见到大便秘结，甚至大便臭秽不堪者，均可使用下法，应具备姜春华老中医"截断扭转"之含义。选药上可以枳实导滞汤、甘露消毒丹、连朴饮、小陷胸汤等为主加减，使用大黄、枳实、焦槟榔、厚朴等，可加入焦神曲、虎杖、冬瓜子、槐花、紫草等清热导滞、升清祛浊、清热利肠等。我个人认为用量不可过小，虽古人云：轻法频下。但内伤湿热积滞难以祛除，量小必然不能力透，需要量大而直取，使病邪从大便而去，给邪以出路。此外，内伤湿热久病，加入活血化瘀、凉血生津之品，可疏松板结积滞之湿热，润泽煎灼干涸之络脉，如牡丹皮、生地黄、石斛、玄参、白茅根等药。

## 二十四、浅谈温病养阴法的应用

养阴法是临床中常用的治疗手法，包括顾阴、护阴、存阴、救阴等，常彼此互提，类名而同义。广义而言，养阴法包括了生津、滋液、润燥、补血、养血、养营、滋阴、填精、补髓，按照脏腑则可以划分为润肺、益胃、养心、补肝、滋肾等；仅温病范围而言，养阴法包含养津液和滋养肺、胃、肾三脏之阴为主要内容，其实已经涉及人体整个的津液生化、运行等过程，这种治疗方法用于内科杂病之中也十分有借鉴意义，下面就养阴法进行概述性介绍。

### （一）养阴法源流

#### 1. 先秦及两汉的奠定基础

《素问·阴阳应象大论》曰："阴在内，阳之守也；阳在外，阴之使也。"《素问·生气通天论》曰："阴平阳秘，精神乃治。"《灵枢·本神》曰："五脏，主藏精者也，不可伤，伤则失守而阴虚，阴虚则无气。"这说明阴阳调和以及阴精对于人体的重要性。而《素问·金匮真言论》曰："夫精者身之本也，故藏于精者，春不病温。"《素问·玉版论要》曰："温病虚甚死。"这也明确阴精在温病的发生发展中占有重要地位。所以说，阴液是否充足在一定程度上决定了温病的发病传变。

在治法方面，《素问·四气调神论》云"热淫于内，治以咸寒，佐以甘苦，以酸收之，以苦发之"，以咸能入阴分，寒能制热，甘能补益能缓和，苦能泄热，酸能敛津固涩，故热邪内盛者以此法治之。后世温病大家吴鞠通云："实其阴以补其不足者，此一句实治温热之吃紧大纲。盖热病未有不亦耗阴者，其耗之未尽则生，尽则阳无留恋，必脱而死也。"一句话道尽了温病之养阴大纲。但是，《内经》中诸多关于养阴的记载多为纲领性、概括性的文字，没有相关的细致解释，更没有相关的方药，这就要求后世医家在实践中不断补充和发挥，将这一理论逐渐完善，形成完整的理法方药体系。

**2.《伤寒论》中的养阴观点**

《伤寒论》中专门明确论述外感温热病的内容相对较少，但也主张以清热养阴方剂进行治疗，含有"存津液"之意。如太阳病篇中说："伤寒脉浮，发热无汗……渴欲饮水，无表证者，白虎加人参汤主之"；阳明病篇说："渴欲饮水，口干舌燥者，白虎加人参汤主之"。若伤寒解后余热未清，津伤气逆者，则用竹叶石膏汤清热养阴。少阴病篇黄连阿胶汤证"少阴病，得之二三日，心中烦，不得卧，黄连阿胶汤主之"，以及大家熟知的炙甘草汤、芍药甘草汤、猪肤汤等，均为不同阶段的养阴方法，或佐以清热，或佐以酸敛，或佐以泻下，皆以顾护人体的阴液为主。后世吴鞠通之加减复脉汤、大定风珠等皆从炙甘草汤化裁而来，足可见影响之深远。清代医家陈修园则感叹，所观《伤寒论》数十年，最终领悟到本书"存津液"之真谛。

**3. 晋唐金元的逐渐发展**

唐代《千金方》《外台秘要》对养阴药的使用已较为广泛，其中甘寒、甘酸、咸寒之剂，以及养肺、益胃、滋肾诸法，已经有所发展。如《千金方》常以麦冬、竹叶、乌梅、玉竹、芦根、花粉、甘草等药物养阴生津，《千金翼方》"生地黄煎主热方"中用生地黄汁、生麦冬汁、生地骨皮、生天冬、瓜蒌、知母、石膏、竹叶、白蜜等药，以甘寒之品以清热养阴生津。孙思邈所用方剂中生地黄汁、麦冬、知母、芍药、玄参汁等多是滋阴泄热之品，配伍生石膏、犀角等加强清热泻火、解毒之效。而《外台秘要》中的生地黄汤方、五味麦门冬汤方、天门冬煎、茯苓汤等方药，也多选用益气养阴、清热泻火的治法，用药以甘寒、辛凉、咸寒等为主，可见养阴之法已开始较为广泛的应用。

金元时期，有些医家已经意识到伤寒与温病的不同，并逐渐针对外感温热疾病的治法进行了初步的思考，如庞安时认为存在伏邪温病，并且处以葳蕤汤：葳蕤、白薇、麻黄、独活、大杏仁（生）、川芎、甘草、青木香、葛根、石膏等方药，已经显露出清凉法之端倪。刘河间则力倡寒凉法治温热，认为"六经传受，由浅至深，皆是热证，非有阴寒之证"，治疗主以辛凉、清下为法，自创凉膈散、双解散、天水散、防风通圣散等方剂，也十分明确地使用寒凉药以治疗温热病。他的方法是以清热来间接达到养阴护液的目的，并非直接养阴法，然而这种治疗方法为后世温病学家提供很多启发，由此也成为温病常用方法之一。

朱丹溪则倡导滋阴学说，提出"阳常有余，阴常不足"的观点，强调机体保护阴气的重要性，此确立"滋阴降火"的治则，喜用知母、黄柏、龟板、熟地黄、白芍、牛膝等滋阴之品，代表方剂如大补阴丸等，但是朱丹溪的滋阴法，是以相火旺盛为主，以滋肾养阴泻相火为主，涉及方面较为狭窄，关注于局部，并未全面总结发挥，如对肾阴、相火较为重视，但对生津、补液、养血，以及肺、胃等阴液则忽视，故仍未形成系统性。

**4. 明清时期的崛起鼎盛**

吴又可是明末著名温病学家，所著《温疫论》是第一部专论温疫著作。他十分注意养阴法的使用，认为"数下亡阴""病久失下，形神几脱，或久病先亏，或先受大劳，或老人枯竭"或"素多火而阴亏，今（攻下法）重亡津液"。在此理论基础上，对里无积滞者用清燥养荣汤（知母、天花粉、当归身、白芍、地黄汁、陈皮、甘草）以清热滋阴存津；对里实证与虚证兼有者则用承气养荣汤（知母、当归、芍药、生地黄、大黄、枳实、厚朴）以清热通腑、滋阴生津；以及变法柴胡养荣汤（柴胡、黄芩、陈皮、甘草、当归、白芍、生地黄、知母、天花粉）、蒌贝养荣汤（知母、天花粉、贝母、瓜蒌实、橘红、白芍、当归、紫苏子）等；而对于阴虚腑实皆有且病情危急，补而不受、攻之不下者，以陶氏黄龙汤补泻兼施，邪正同治，可见吴又可在温病的治疗上，对养阴法的认识提高了重视程度，在长期积累的条件下，开始出现崛起鼎盛的趋势。

叶天士、薛生白、吴鞠通、王孟英温病四大家则将温病推到鼎盛的阶段，而对于养阴法理法方药的运用也日趋完善，四大家的理论及用药有所重叠互参之处，而细节尚有不同。如叶天士重视胃阴和肾精，提出"热邪不燥胃津，必耗肾液""存得一分津液，便有一分生机"的观点；而吴鞠通又对叶天士的相关理法方药进行系统总结，进而衍生出许多名方，融入于三焦之中；薛生白以湿热病闻于世，但对养阴法也有独到的见解，尤其是湿热化燥后主以清热泻下、养阴存津；王孟英则为温病集大成者，对于养阴法的运用也达到炉火纯青的境界，主张以甘淡平和以养阴液。就系统性而言，应该以吴鞠通的《温病条辨》为佳，故养阴法的治疗大法以及方药分析，以三焦为划分进行辨析。

### （二）三焦养阴法

#### 1. 上焦养阴法

一般温热之邪侵犯上焦，多为温病初起，邪热尚未炽盛，阴伤不甚，应以透邪为主，用辛凉之法以宣透散邪、清热生津，所以清热即是养阴，邪去可以保护津液，方如桑菊饮、银翘散、桑杏汤、翘荷汤之类。如《温病条辨》云："太阴风温、温热、温疫、冬温……但热不恶寒而渴者，辛凉平剂银翘散主之。""太阴风温，但咳，身不甚热，微渴者，辛凉轻剂桑菊饮主之。"而对于肺热较盛者，则予辛凉重剂白虎汤以清热保津，如"太阴温病，脉浮洪，舌黄，渴甚，大汗，面赤，恶热者，辛凉重剂白虎汤主之。"

对于邪热未尽，肺津已伤者，用甘寒生津法来滋养阴液，多选用甘寒、甘凉之品，如新鲜果汁、沙参、麦冬、玉竹、桑叶、花粉等。如条文言："太阴温病，口渴甚者，雪梨浆沃之；吐白沫黏滞不快者，五汁饮沃之。""燥伤肺胃阴分，或热或咳者，沙参麦冬汤主之。"

　　而暑邪侵犯上焦，耗阴犹著，变化较快，可见高热、面赤、口渴，甚则抽搐、昏厥，右脉洪大而数，左脉反小。治法当宗张凤逵"暑病首用辛凉，继用甘寒，再用酸泄酸敛"之旨。若口渴、声清无痰者，以辛凉芳香合甘寒法，方从清络饮加甘草、桔梗、甜杏仁、麦冬、知母以养肺增液，清肃肺气；若汗多脉散大，喘喝欲脱者，以酸甘化阴法之生脉散益气养阴、敛液固脱。

　　燥邪侵犯上焦者，当参考《温病合编》，书中论述治则时道："上燥者，津液结而为患，治气为主，必佐以辛润流通之气味；下燥者，精血结而为患，治血为主，必借血肉之滋填。在表佐以风药而成功，在腑以缓通为急务"。治疗可用辛凉甘润之桑杏汤，甘寒生津之沙参麦冬汤，以及辛寒甘润法之清燥救肺汤等。

　　以上的辛凉宣透法主要是清热祛邪以达到养阴的目的，而甘寒生津法是直接滋养阴液，或者酸甘化阴法以生津敛液等，从严格意义来讲，这些都是温病养阴法的正治法。

　　但是就温热病而言，上焦是关键，关系到邪气是否深入，是否出现变证等。如果温热之邪逆传至心包，邪陷心营，出现寸脉大、口不渴，或神昏谵语者，因其热毒炽盛而阴液已伤，单纯清热已不胜任，单纯养阴又恐碍邪，故取其咸寒以救肾水、济心火，苦寒以清热解毒而保津液。此时当投以咸寒甘苦之品，用清营汤（犀角、生地黄、玄参、竹叶心、麦冬、丹参、黄连、金银花、连翘）、化斑汤（石膏、知母、生甘草、玄参、犀角、白粳米）、清宫汤（玄参心、莲子心、竹叶卷心、连翘心、犀角尖、连心麦冬）等方治之，此时的病症已成为变证。除以上情况之外，临证变化多端，如陈平伯所言的风温、冬温治则中，有素体肾水亏虚者，肝旺而木强，此时与外感温热相合，风火相扇，极易煎灼阴液，此时单纯辛凉已然不可，当加用清肝养阴之品，如羚羊角、玄参、生地黄、钩藤、麦冬等，此时又为变证之一。

　　由此可见，人体阴液是否充足对温病的发生发展起到至关重要的作用，对于上焦来讲，也决定了病邪的进退、疾病的预后等方面。就养阴法来讲，辛凉宣透法、甘寒生津法、咸寒甘苦法等均可以应用。

　　上焦养阴法的特点：吴鞠通云："治上焦如羽，非轻不举"，说明当病位在上、病势轻浅者，用药当以轻清灵动为法。就养阴法而言，则应选择甘凉滋润之剂以轻补阴津、甘寒养阴法以养阴扶正、甘冷润泽法以生津补液。但是若以咸寒滋腻法为治，不免药过病所，温邪反易羁留不解，甚则引邪深入，病变更深。所以，上焦养阴多选轻清滋补之味，如沙参、麦冬、玉竹、梨皮等，又常合以透散祛邪之品，如桑叶、菊花、银花、连翘、竹叶、牛蒡等，以使补虚不碍邪，祛邪不伤正。或者以甘凉多汁、药食两用之品，方如五汁饮、雪梨浆、牛乳饮，为甘冷滋润法。

**2. 中焦养阴法**

邪传中焦，以胃、脾、大肠病变为主，如胃热亢盛，必耗伤胃阴，但尚未结成腑实者，用辛寒、苦寒清胃泄热法以保存津液，方如白虎汤、白虎加人参汤；如邪入肠腑，内结成实，则用苦辛合咸寒法，苦辛可通降泄热，咸寒可软坚润燥，方如承气汤类；如《温病条辨》言："面目俱赤，语声重浊，呼吸俱粗，大便闭，小便涩，舌苔老黄，甚或黑有芒刺，但恶热，不恶寒，日晡益甚者，传至中焦，阳明温病也。脉浮洪躁甚者，白虎汤主之；脉沉数有力，甚则脉体反小而实者，大承气汤主之……"

如果热结液亏，燥屎不得下行，药用甘凉濡润、咸寒润下之品，甘凉濡润可育阴除热，咸苦能软坚降泄，方如增液承气汤；如津枯肠燥而结粪不下者，则用咸寒苦甘之增液汤；如气阴两虚，阳明热结，则用苦甘咸寒之新加黄龙汤，随症变化进行加减。

如果中焦温病伤及胃阴者，见不饥不饱，不便，潮热，得食则烦热愈，需以酸甘化阴法复津液，方以麦冬麻仁汤（连心麦冬、火麻仁、生白芍、何首乌、乌梅肉、知母）治之。对于秋燥而言，燥邪不仅仅伤及肺阴，胃阴亦多受累，燥伤胃阴，可选甘寒生津法之五汁饮（梨汁、荸荠汁、鲜苇根汁、麦冬汁、藕汁）、玉竹麦门冬汤（玉竹、麦冬、沙参、生甘草）、牛乳饮主之。

此外，在诸多变证中，阳明温病见小便不利者，责之小肠热结与肺气不化，治法以甘苦寒法以化阴气、滋源泉，用冬地三黄汤（麦冬、黄连、苇根汁、玄参、黄柏、银花露、细生地黄、黄芩、生甘草）。如阳明温病邪在血分，仍以咸寒苦甘法之清营汤治之。若气分邪热未解，而血分热盛呈气血两燔者，则用甘寒合以苦寒法，用玉女煎去牛膝、熟地黄，加细生地黄、玄参以两清气血。如条文言："阳明温病，无汗，实证未剧，不可下，小便不利者，甘苦合化，冬地三黄汤主之。"

由此可见，邪在中焦热邪重、阴伤亦重，所用养阴法也十分广泛，对应于单纯的热邪较盛可用辛寒法泄热保阴；兼有腑实证者，则用苦辛合咸寒法以清热泻下软坚；伴有阴液不足者，则用咸寒苦甘法以滋阴润下。而温热之邪伤及中焦阴液者，则用甘寒生津法、酸甘化阴法、甘苦寒法等治之。

总之，中焦之养阴法，主以寒凉、苦寒、甘寒、咸寒之品，以清热、通腑、养阴、润下为主。

中焦养阴法的特点：温病有温热、湿热之分，就邪犯中焦而言，温热常见胃热阴伤之证；湿热则多见湿热中阻、脾运失健之证。一般而言，湿热尚未化燥化火前无须养阴，而温热则多需养阴固液。温热伤及中焦，多用甘寒甘凉法以养胃生津，方如益胃汤、沙参麦冬汤等。或以苦合化阴气法之冬地三黄汤，或以咸寒苦甘法之增液汤；养胃阴之剂中，轻则用甘寒法之五汁饮、牛乳饮，重者如玉竹麦门冬汤，更甚者则用辛凉合甘寒法之玉女煎。中焦温病易伤胃阴，必须以养阴生津为急，尤重保护胃阴，药物多选甘寒之生地黄、知母、沙参、玉竹，酸味之白芍、乌梅，甘味之麦冬、麻仁、何首乌等。

**3. 下焦养阴法**

病邪深入下焦，必劫伤真阴，正如叶天士所云"热邪不燥胃津，必耗肾液"，故以甘润（甘酸）咸寒之品滋填阴精，敛液固脱，这是下焦养阴治疗之常法。《温病条辨·下焦篇》开头便指出："风温、温热、温疫、温毒、冬温，邪在阳明久羁，或已下，或未下，身热面赤，口干舌燥，甚则齿黑唇裂，脉沉实者，仍可下之；脉虚大，手足心热甚于手足背者，加减复脉汤主之。"温病后期，热灼阴伤，以炙甘草汤去益气温阳之人参、大枣、桂枝、生姜，加入养血敛阴之白芍，变阴阳气血并补之剂为滋阴养液之方。

此时需要鉴别有无邪气的存在，如果邪热未退、温热仍存则不能立投滋腻，防止敛邪；如果邪热已退，纯虚无实者则当滋阴潜阳，已复阴液。正如《温病条辨·下焦篇》云："在上焦以清邪为主，清邪之后，必继以存阴。在下焦以存阴为主，存阴之先，若邪尚有余，必先以搜邪。"

如热邪深入阴分，出入内外，入于阴分则热，出至阳分则凉，邪热不除，呈现夜热早凉之症者，宜辛凉合甘寒法之青蒿鳖甲汤（青蒿、鳖甲、细生地黄、知母、牡丹皮），以入阴搜邪、清除余邪；如热邪灼伤肾阴，真阴欲竭，邪热仍炽，心神不安，阴虚不纳阳，阳盛不入阴，见心烦不得卧者，宜泻热救阴，仿仲景苦甘咸寒法黄连阿胶汤（黄连、黄芩、阿胶、白芍、鸡子黄）治之，以上情况属于热邪尚未褪去，阴液已然耗伤的情况。如阴虚兼有大便溏者，此时津液亏损，余邪仍存，治宜咸寒兼涩法一甲煎（生牡蛎）以复阴兼清余热；条文言："下焦温病，但大便溏者，即与一甲复脉汤。"

如温邪深入下焦，因肾阴消耗，水涵养木，而见神昏、痉厥症状，是为虚风内动，欲作痉厥，需以咸寒甘润法之二甲复脉汤，防止疾病进展，条文言："热邪深入下焦，脉沉数，舌干齿黑，手指但觉蠕动，急防惊厥，二甲复脉汤主之。"

若已见痉厥，心中憺憺大动，甚则痛者，为肾水不能上济心火，亦不能涵养肝木，导致心失所养，肝风大动，则急急咸寒甘润法以填精，息风止痉，方以三甲复脉汤滋阴潜阳，条文言："下焦温病，热深厥深，脉细促，心中憺憺大动，甚则心中痛者，三甲复脉汤主之。"

再者，如温病见哕为危证，为温邪消烁肝阴，冲脉被扰，上逆为犯所致，吴氏以甘寒咸法小定风珠（生鸡子黄、真阿胶、生龟板、童便、淡菜）治疗，以滋养肝体，除热止逆。

如温病之真阴耗竭之证，见神倦瘛疭，脉弱舌干者，有厥脱之兆，此时真阴仅存十之一二，需以味厚浓浊之品填精，兼以介类潜镇虚阳，拟酸甘咸寒法之大定风珠治之。如燥久伤及肝肾真阴，上盛下虚，昼凉夜热或干咳，以酸甘咸之专翕大生膏收功。

除此之外，对于暑邪入于少阴而致消渴、麻痹者，以酸甘化阴法以滋肾水、酸苦泄热法以清心火，方如连梅汤。条文言："暑邪深入少阴消渴者，连梅汤主之；入厥阴麻痹者，连梅汤主之；心热烦躁神迷甚者，先与紫雪丹，再与连梅汤。"

由此可见，对于下焦的养阴大法，以"治下焦如权，非重不沉"为旨，强调填补下焦肝肾真阴为主，多选咸寒滋腻、血肉有情之品及介石类潜镇药物。

养阴法则多用咸寒养阴法、甘寒咸法、咸寒甘润法、苦甘咸寒法等，用药多选择干地黄、白芍、阿胶、鳖甲、龟甲、牡蛎、淡菜、乌骨鸡、鲍鱼、海参等。犹如吴鞠通所言："凡温病在上焦已虑其伤阴，况传至下焦乎？故用药纯取重镇厚味滋腻之品。"

### （三）养阴法的延伸完善

**1. 王孟英之养阴思想**

王孟英养阴观以清淡甘凉之品濡养肺胃为大法，力主平淡清养，避用滋腻。如言："譬草木干枯已久，骤加灌溉，枝叶似转青葱，根已槁，生气不存。""阴液尽烁……甘露琼浆不能复其已竭之津。"孟英用药每喜选用石斛、沙参、玉竹、百合、麦冬、西洋参、玄参、芦根等。致和汤为王氏"平淡清养"之代表方剂，方由沙参、麦冬、石斛、生扁豆、陈仓米、陈木瓜、生甘草、枇杷叶、鲜竹叶九味中药组成，方中沙参、麦冬、石斛养阴而不腻滞；生扁豆、陈仓米有健脾养胃培津液化源之功，却无温燥之弊；陈木瓜、生甘草合伍运用，寄意酸甘化阴；枇杷叶肃肺布津；鲜竹叶清热护津。综观全方，虽为养阴之剂，用药却极清淡平和，故方名曰"致和"，充分体现了平淡清养的养阴特色。

王氏极力反对滥用温补之剂，即是这种学术思想的最明显的反映。他针对当时"不知疗病，但欲补虚，举国若狂"的局面，从医理上深加驳斥，力纠其弊，认为人身气机贵于流动，一息不停。"惟五气外侵，或七情内扰，气机窒塞，疾病乃生。故虽对极虚之人，既病即为虚中有实，总宜按证而施宣通清解之法，一味蛮补，愈阂气机，重者即危，轻者成锢。"

**2. 鲜药在养阴法中的应用**

药物或水果汁类具有多种优点，如性较缓和，容易吸收，不易滋腻碍胃，服用方便，润燥之性较强等。综观温病学家的医案中，大量使用药物果蔬的鲜汁来滋养阴液，如芦根汁、生地汁、梨汁、甘蔗浆、西瓜汁、藕汁、荸荠汁、郁金汁等，用药大多为甘寒滋润之品，汁液轻清而润，甘能生津，寒能清热，质清轻而润，可入上中焦，用于温病邪热伤及肺胃之津、阴液已伤之证，能起到滋阴增液、养护胃气的功效。温病后期，肺胃津液损伤，胃气亦损，此时若使用大量滋阴厚重的药物，不但不能起到滋养津液的作用，反而会滋腻碍胃，影响到脾胃的吸收功能。

《本草正义》曰："膏泽厚腻，脾运不旺，反以碍其转输。"叶天士也说："药味重浊，徒伤肠胃矣。"而采用一些药物或水果的鲜汁，既可避免影响到脾胃的运化功能，同时也可达到养阴生津、滋养阴液的目的，实在是温病学家的一大发明。

**3. 养阴法的禁忌与注意事项**

养阴法虽然为临床常用治法之一，但亦有应忌用或慎用的病症：①温病初起，或阴液未伤者，不宜通用滋阴，尤其是咸寒厚味之品，以免留邪为患。②湿温初起，或温热兼夹痰饮水湿之证，尚未化燥伤阴之前，不可骤用滋阴，否则反致滋腻留邪，加重病情，宜化湿、渗湿以及清热利湿，或分消湿热或清开痰浊。③中阳素虚，阳气不足者，当注意顾护阳气，不可一概养阴。如吴鞠通说："间有阳气素虚之体质，热病一退，即露旧亏，又不可固执养阴之说，而灭其阳火。"

**4. 养阴法在内伤杂病中的应用**

养阴法在内伤杂病中应用十分广泛，近代秦伯未、岳美中等主张分为缓补法和峻补法，适应证也不同。峻补法多适用于阴液骤然大亏，急需滋养阴液的病症。而缓补法则以甘淡平和之品缓缓补之。

就个人观点而言，对于慢性内伤杂病的养阴法，当以缓补法为主，尤其是可以借鉴王孟英的清养滋润法、鲜药生津法。脾胃为后天之本，气血运化之源，不管是如何遣方用药，必以脾胃的运化正常才会发挥作用，过于滋腻、咸寒、重浊之品会阻碍中焦转输运化功能，故养阴虽重要，脾胃当顾护。

以平正清和之意，疏清淡甘凉之法，致津液缓补之功，平淡之中见神奇，方得养阴补益之真。

## 二十五、从五脏体用观谈中医临床脏腑之补泻

关于五脏阴阳属性的问题历代看法不同，衍生出不同的五脏辨证体系，联系到对疾病的诊断、治疗及用药，而各有特点及差异。《临证指南医案·肝风》中指出："肝为风木之脏，因有相火内寄，体阴用阳，其性刚，主动，主升。"其实，"体阴用阳"不仅仅是肝的特性，笔者结合《黄帝内经》及后世的相关思想，对五脏阴阳属性及用药差异进行浅谈。

### （一）五脏阴阳属性及喜恶的认识

**1. 五脏皆体阴用阳**

叶氏之言："肝体阴而用阳"，但具有这一特性的脏器，不单指肝，五脏应均具此性。《素问·金匮真言论》曰："言人身之脏腑中阴阳。则脏者为阴，腑者为阳。肝心脾肺肾五脏，皆为阴……故背为阳，阳中之阳，心也；背为阳，阳中之阴，肺也；腹为阴，阴中之阴，肾也；腹为阴，阴中之阳，肝也；腹为阴，阴中之至阴，脾也。"从原文来看，很明显可以得出五脏皆为阴，六腑皆为阳，所以可以得出：五脏皆体阴而用阳，六腑皆体阳而用阴，因为原文中已明确提出"脏者为阴，腑者为阳，"那么在五脏为阴的基础上，再进一步细致的分出阴阳属性，后世医家多强调某一脏器的生理特点，如肝体阴而用阳、肺体阳用阴等，强调了特点，忽视了共性。具体到每个脏器的时候，也一定有偏向，因为心肺同属于上焦，多属于阳性，功能偏于温煦、推动；而肝肾同属下焦，多属于阴性，功能偏于收藏、静养。所以说，具体到某一脏腑本身特性的时候，需要细致的辨别，根据阴阳属性的多少来制定具体的用药及治疗方法。

**2. 五脏皆喜补恶攻**

《素问·五脏别论》曰："所谓五脏者，藏精气而不泻也，故满而不能实。六腑者，传化物而不藏，故实而不能满也。"这是关于五脏六腑功用很精确的论述，由此我们也可以明显地看出，五脏一般多用补法，以补为常，而六腑多用泻法，以通为顺。而且，脏腑本身特性的原因，也一定程度上决定了所感受疾病的不同，如肺不耐寒热、脾喜燥恶润、肝

喜调达恶抑郁、肾喜补恶攻泻等,从某方面来讲,这也是脏腑特性之同气相求,相互感召的结果。《医医病书·五脏六腑体用治法论》曰:"今人概言补虚,不知五脏六腑各有补法。即一脏一腑之中,又有体用相反之殊。脏属阴,其数五者,阴反用奇也;腑属阳,其数六者,阳反用偶也。故五脏六腑体阴者,用必阳;体阳者,用必阴。"虽然吴鞠通以术数来解释脏腑之体用有所欠妥,但在于五脏六腑补泻上有指导意义。根据五脏六腑的生理特性来理解、运用于临床实际,经过实践后再反思理论,结合五脏六腑之特性来指导临床用药,才是最终目的。

### (二)五脏所居不同,阴阳再次划分

五脏者,皆体阴而用阳,藏精气而不泻,在此基础上再分布对五个脏器进行阴阳属性细致划分。

**1. 心阳固重要,心阴不可少**

心为阳中之阳,君主之官,五脏六腑之大主,主血脉,为万事之根本。体为阴,但位居上焦,以阳气行事。临床反应在疾病中,以阴寒、痰浊、瘀血易阻滞心阳,伤及心中阳气,凝滞心脉,闭阻气血而多见,可见胸闷、胸痛等表现,仲景有瓜蒌薤白白酒汤、瓜蒌薤白半夏汤、枳实薤白桂枝汤等用来祛寒化浊,通畅心脉,后世王清任之血府逐瘀汤以活血化瘀通络。心为阳中之阳,以阳气用事,故以阳气充足、温煦推动为主,心阳的重要性显而易见,这是由心这一脏器本身的特性决定的。近世大部分医家喜用补气温阳、活血化瘀之法来治疗心系疾病,有效者甚多。但是,作为五脏基本属性为阴之一的心,亦不能忽视心阴方面所致的疾病,如心阴不足,虚火上炎,可出现心悸、怔忡、失眠、心烦等等,故仲景亦有黄连阿胶汤、炙甘草汤来治疗心阴不足、虚火内生之疾患;后世温病学家更加重视心阴、心营的顾护,心之阴血的亏虚,易出现温热、湿热之邪逆入或蒙蔽心包,出现神昏谵语、蒙昧不清、夜热早凉等表现,清营汤、清宫汤、安宫牛黄丸、至宝丹等方药可解。心阳故重要,心阴亦不可缺。

**2. 肺为清虚脏,阴阳皆当调**

肺为阳中之阴,相傅之官,主一身之气,肺为清虚之体,且居高位,

为诸脏之华盖，百脉之所朝，外合皮毛，开窍于鼻，与天气直接相通。肺脏具有清虚娇嫩，易受邪侵的特性。六淫外邪侵犯人体，不论是从口鼻而入，还是侵犯皮毛，皆易于犯肺而致病。临床反应在疾病中，外感风寒风热均可致病，久病耗伤肺气、肺阴亦属常见，如治疗外感之桑菊饮、银翘散、止嗽散、三拗汤、桑杏汤等；治疗肺阴虚之沙参麦冬汤、百合固金汤等；治疗肺气虚之保元汤、玉屏风散等；但论及肺阳者较少，肺阳主温煦、宣发，阴寒之邪易伤及肺阳，张景岳曰："寒气在脏也，以阳气虚也。"张锡纯《医学衷中参西录》曰："周身之热力，借心肺之阳，为之宣通。心肺阳旺，则阴分之火自然潜伏，心肺之阳下济，大能温暖脾胃消化痰饮。"近贤蒲辅周先生说："五脏皆有阳虚阴虚之别，肺阳虚，则易感冒。"在治疗肺阳虚的方药中，《伤寒论》之甘草干姜汤、《千金要方》之半夏汤方、《医门法律》之温肺汤等，均为常用方药，可见肺之阴阳也不可偏执一端。但因肺为阳中之阴，喜凉润恶燥热，故在临床疾病表现中，以肺失宣降、肺阴不足者为多，肺阳虚较少，这也是肺脏本身特点所决定的。

心肺同属上焦，位置在背，同为阳，但心为阳中之阳，故表现为温煦、推动、流动的特性多一些，反应在疾病中，也是以阳气受损、病邪阻滞心阳等方面多一些，心阴受损相对少一些；而肺为阳中之阴，故表现为滋养、润泽、肃降的特性多一些，反应在疾病中，也是以阴液受损、邪气上犯等方面多一些，肺阳不足相对少一些；但病证多少者，与脏器特性相关，感受邪气不同，但不应该以心阴、肺阳出现的较少而被忽视，反而应该加以重视。

**3. 肾含真阴阳，平调自可疗**

肾为阴中之阴，作强之官，为先天之本，寓元阴元阳；肾藏精，主生长发育。关于肾阴肾阳的论述历代医家均比较重视，只是因为各个医家的喜好而略有不同，但整体来讲，并未出现较大的偏移。《景岳全书·传忠录》曰："命门为元气之根，为水火之宅，五脏之阴气，非此不能滋；五脏之阳气，非此不能发。"后世由此分离出了肾阴和肾阳的概念。临床常用的滋补肾阴之六味地黄丸、大补阴丸、左归饮、左归丸等，温壮肾阳之右归饮、右归丸、五子衍宗丸等，故关于肾阴肾阳的论述兹不赘述。临证中有两点需要注意，一是滋阴补肾不可过于寒凉，防止苦寒阴柔闭阻阳气运化，二是温补肾阳不可过于辛温燥烈，方子煎灼津液而耗损肾精。

**4. 肝为将军官，阳平阴方宛**

肝为阴中之阳，为将军之官，主疏泄，喜条达恶抑郁，肝为刚脏，具有刚强躁急的生理特性。叶天士言："肝体阴而用阳。"王旭高《退思集类方歌注》曰："肝之体阴而用阳，是故养肝之体，必借酸甘；泄肝之用，苦辛为要。"在肝病的治疗上，历代医家以养肝阴、滋肝血、疏肝气、平肝阳、泄肝火等为主，因肝体为阴，用则为阳，故临床以肝气郁滞、肝火上炎、肝血亏虚、肝阴不足等证型多见，这与肝本脏特性相关。常用方剂如柴胡疏肝散、龙胆泻肝汤、滋水清肝饮、一贯煎等。但论及肝阳者较少，《千金要方·肝虚实》云："左手关上脉阴虚，足厥阴肝也，病苦胁下坚，寒热，腹满不欲食，腹胀，悒悒不乐，妇人月水不来，腰腹痛，名曰肝虚寒也。"张景岳在《求证录·真阴论》中论及肝阳虚："或拘挛痛痹者，以本脏之阳虚，不能容筋也。"近贤蒲辅周指出："五脏皆有阴虚、阳虚之别；肝阳虚则筋无力，恶风，善惊惕，囊冷，阴湿，饥不欲食。"在肝阳虚的治疗上，王旭高《西溪书屋夜话录》中指出治肝阳虚之药，即"一法曰：补肝阳，肉桂、川椒、苁蓉"，蒲辅周主张肝阳虚用附子汤、肾气丸。临床常用的吴茱萸汤、当归四逆汤、暖肝煎等亦可选用。

肝肾同属下焦，位置在腹，同为阴，但二者因为阴阳属性而又有所差异，肾为阴中之阴，故表现濡润、滋养、生长生殖的特征多一些，临床中所见肾阴虚内热、阴虚阳亢等方面多一些，但肾阳虚临床也不少见。肝为阴中之阳，表现为疏泄、生发、流通等阳气的特点多一些，临床所见肝郁气滞、肝气犯胃、肝郁化热较为多见，因肝体本属阴，故肝血亏虚、肝阴不足也十分多见，而肝阳不足虽不多见，亦有涉及，不可忽视。

**5. 脾为后天之本，阳运需阴罩**

脾为阴中之至阴，仓廪之官，为后天之本，气血运化之源，主运化、升清。关于脾阳的论述较为多见，脾的运化功能，是以升清为主。

《临证指南医案》曰："太阴湿土，得阳始运；阳明燥土，得阴自安。以脾喜刚燥，胃喜柔润故也。"说明脾虽为阴脏，但以阳气用事，脾宜升宜健。李东垣将脾胃病的病因多责于"元气不足，清阳不升"，治疗上也强调温补脾阳，创立了著名的补中益气汤、调中益气汤、升阳益胃汤、保元汤等方剂。而脾阴学说，直到明清时期才有了较为全面的论述，如秦景明《症因脉治》曰："脾虚有阴阳之分，脾阴虚者，脾血消耗，虚火上炎。"《景岳全书·传忠录》曰："劳倦伤脾而发热者，以脾阴不足，故易于伤，伤则热生于肌肉之分，亦阴虚也。"缪希雍《先醒斋医学广笔记》曰："若脾虚，渐成腹胀，夜剧昼静，病属于阴，当补脾阴。"由此可见，脾阴来源于饮食水谷精微，具有滋养、濡润功能，表现对脏腑、四肢百骸、形体诸窍的濡养作用。常用的方药有缪希雍的资生丸，张景岳的玉女煎、五福饮，吴澄的中和理阴汤、补脾阴正方、理脾益营汤等。

**（三）五脏补阴之法与用阳之法具体用药细辨**

**1. 养心阴，滋心营，潜心火**

《医医病书·五脏六腑体用治法论》曰："心为手少阴，心之体主静。本阴也，其用主动，则阳也。补阴者，补其体也，如龟板、柏子仁、丹参、丹砂之类；补阳者，补其用也，如桂枝、人参、茯神之类。"吴鞠通对于五脏六腑之阴阳属性划分有可取之处，但用药似有商榷，补心阳可选择桂枝、肉桂、附子、薤白等，补阳温煦，使心阳用事无碍。补心阴可选麦冬、百合、阿胶、生地黄、龟甲等，滋养濡润使心体安静，所谓阴阳配合相用，才能照顾全面。

在临床实际中，心之营阴亏虚，主要选择补养心体之类如鸡子黄、麦冬、阿胶、柏子仁、浮小麦等，具有滋养、濡润的作用；但一般心阴不足多伴有内热，故多佐以连翘、生栀子、淡竹叶、生甘草等以清心泻火、除烦安神。而如出现心阴亏虚较甚而心中不安，多属于阴虚不能制阳，故选择龟甲、生牡蛎、鸡子黄等以滋阴潜阳、安神定志。

**2. 补肺阳，宣肺气，养肺阴**

《医医病书·五脏六腑体用治法论》曰："肺为手太阴，主降。本阴也；其用主气，则阳也。补阴者，补其体也，如麦冬、沙参、五味子、百合之类；补阳者，补其用也，如茯苓、人参、白术、白蔻之类。"吴氏所论补阴之药尚可选用。关于补肺阳之品，在实际临床中，可选择甘温、辛温之品，一方面以补气强肺，使外感之邪不易侵入；一方面以辛发宣达，使已有之邪气自皮毛、口鼻而出，有开门逐寇之效。补气强肺之品可选择人参、党参、生黄芪、炙甘草等以甘温补益，辛发宣达之品则可选择细辛、麻黄、荆芥穗、白芷、桂枝等以辛温宣化。

### 3. 滋肾阴，壮肾阳，柔肾体

《医医病书·五脏六腑体用治法论》曰："肾为足少阴，主润下，主封藏，体本阴也；其用主布液，主卫气，则阳也。补阴者，补其体也，如鲍鱼、海参、地黄、玄参之类；补阳者，补其用也，如肉桂、附子、硫黄、菟丝子之类。"

在临床应用之时，补肾阳之品可分为温补和温散，温补则多选择药力缓和而不燥烈伤阴为佳，如菟丝子、枸杞子、杜仲、牛膝、锁阳、肉苁蓉等，温散则多选择辛温燥烈以祛除寒湿为主，如仙茅、淫羊藿、胡芦巴、附子、肉桂、乌药、吴茱萸等。而滋补肾阴之品则分为峻补和清养，峻补如熟地黄、龟板、鳖甲、天冬、玄参之类，清养则多选择桑椹、女贞子、知母、黄精之类。总之，以养阴清柔而不滋腻，温阳缓和而不燥烈为度。

### 4. 养肝血，疏肝气，散肝寒

《医医病书·五脏六腑体用治法论》曰："肝为足厥阴，肝之体主入，本阴也；其用主出，肝主疏泄，又寅宾出入也。则阳也。补阴者，补其体也，如阿胶、萸肉、鳖甲、牡蛎之类；补阳者，补其用也，如当归、郁金、降香、香附之类。"

临床对于肝的治法较多，清代名医王旭高、近代名医秦伯未、岳美中等前贤均有论述。一般遣方用药之时，养肝血、补肝体多选择当归、阿胶、制何首乌、白芍、山萸肉等，而临床实际多配合酸甘之品，一能养阴柔肝，二能敛阳制刚，故在补肝阴药的基础上配伍酸敛的乌梅、五味子、木瓜、酸枣仁等，效果更佳。疏肝气与散肝寒则有所区别，疏肝气主要指肝气舒畅条达不抑郁，故多选择柴胡、香附、郁金、佛手、生麦芽等，多走气分。而补肝阳、散肝寒则多指温经散寒祛湿，故多选择肉桂、川椒、吴茱萸、小茴香、桂枝等，适用于肝中寒盛、寒湿侵犯，二者有所区别。

**5. 运脾阳，补脾气，养脾阴**

《医医病书·五脏六腑体用治法论》曰："脾为足太阴，主安贞，体本阴也；其用主运行，则阳也。补阴者，补其体也，如桂圆、大枣、甘草、白术之类；补阳者，补其用也，如广皮、益智仁、白蔻仁、神曲之类。"

吴鞠通在选药上略有不足，临床实际中，补气健脾之品多选用党参、黄芪、白术、炙甘草、白扁豆等以甘温补益；而运脾化湿则选择苍术、豆蔻、木香、砂仁、干姜等以温化湿浊、运脾调气。脾阴不足则可遵循缪希雍、吴澄之理论及方药，选用甘淡濡润、清正平和的山药、太子参、玉竹、炒薏苡仁、莲子肉、粳米等，以平和甘淡为主。

**（四）结语与体会**

综上所述，五脏皆体阴而用阳，因所居不同而再划分出阴阳，属性的不同间接地影响到感受邪气的差异，所患疾病的多寡，侵袭部位的不同等。五脏同属阴，但补阴之法不尽相同，用皆为阳，但用阳之方式不尽相同。

五脏之特点及基本的喜恶，心喜苦降，恶火热上炎。肺喜清润，苦温燥，喜轻灵，恶重浊，喜肃降，恶上逆，喜温恶寒。肾喜温润，恶寒恶燥，喜补而恶泻。肝喜升而恶降，喜散而恶敛，喜酸恶风。脾喜温、补、燥、升，恶寒、泻、湿、降。

在上焦且属阳者，用阳最多，且易受侵袭，当顾护阳气为主，但阳气之用的基础在于阴液的充足，故养护阴液不可少；在上焦且属阴者，用阴偏多，易受外邪，易耗阴津，当以养阴保津为主，但阴津的输布依赖阳气的宣发，故兼顾阳气亦不可少。在下焦且属阴者，用阴最多，易于耗伤，且生内热，以滋养阴精为重，因阴精之用在于阳气蒸动，故阳气不可少；在下焦且属阳者，用阳偏多，易受郁滞，因属下焦，故兼有阴血亏虚者为多，阳气之舒畅流通不可忽视。位居中焦者，为枢纽为斡旋，阴阳亦不可偏废。

由此可见，无论何种理论，以及衍生出的方药，均需要深入细致的分析及探讨，不可人云亦云，临证之中更要以实际为主，全面而充分掌握相关理法方药，才能达到应有的治疗效果。

## 二十六、中国历史气候变迁与中医流派之间的关系浅谈

众所周知，经典之首的《黄帝内经》中，讨论运气学说的共七篇，加上刺法论、本病论两"遗篇"，共有九篇，篇幅共占《黄帝内经·素问》的三分之一以上，详细介绍了不同运气对人体和治病方法的影响。但是五运六气学说，词义深奥难以理解，古代医家有的也根据运气学说进行发挥运用，取得明显的效果。然而本人才疏学浅，对运气学说未能深入研究，只是考据历史气候的变迁，来分析中医流派的异同。这样做的目的并不是发挥运气学说，而是想对各个医家的学术观点理解会更加深刻，从而指导临证。

中医各家学说参照学术传承等因素进行学派的分类，大概分为伤寒学派、温病学派、河间学派、易水学派、温补学派等，其中有师徒相承，有私淑自学者。学派的划分有利于对统一流派的系统性认识和学习，但是，这样的流派划分也有不合适的一方面，就是忽视了不同时代医家的各自特点，虽然是同属于一个学术流派，但是易于偏向于一端，如最热闹的伤寒温病之争。还有一种就是按照历史顺序进行归纳总结，这样可以了解各个医家的特点，但是太过于散漫，不利于学术的总结归纳。此外，还有按照地域性分属流派的，如吴中医派、孟河医派、新安医学、钱塘医学、绍兴伤寒学派、岭南医学等。一个地域流派的兴起可能具有关联性，如孟河四大家、绍兴俞氏伤寒等。但是也有同在一个地域，学术观点不相同的，如新安医学、盱江医学等。因此，对于中医学术流派的研究应该结合起来，综合的进行对比归纳。之所以说以上的话题，是因为我们在学习某个流派或者医家的时候，要注意他的生活环境、社会背景、人文习性等方面，这样才不至于互相抨击，厚此薄彼，更加有利于学术的融合和争鸣。

在此，再次声明一下，笔者所谈并非运气学说，而是考据历史气候变化，进行表浅的分析总结，并不能涵盖导致疾病种类变化以及医家学

术特点，将气候与中医流派的兴衰进行浅表分析，也只是冰山一角，是属于追溯类型，并非像运气学说一样进行推演。

### （一）东汉时期、两晋及南北朝的气候环境

关于《伤寒论》这本四大经典之一的著作不再过多解释，历代各家注解甚多，这里只说当时的气候环境。张仲景，南阳郡涅阳县（今河南邓州市、镇平县一带）人。我们来看当时的气候环境，整个东汉时期气温趋向于温暖，但是东汉末年处于气温自暖转冷的时期，故后世医家有的认为当时是感受以寒疫毒邪为主的疫病，如果是烈性瘟疫类疾病，应该不至于说"余宗族素多，向余二百。建安纪年以来，犹未十稔，其死亡者，三分有二，伤寒十居其七。"可见传染性并不是十分剧烈，起码没有明末清初的瘟疫传染性强烈。抑或是当时气温偏低，在一定程度上阻碍了疾病的传播。而有些医家认为《伤寒论》此书可用于任何疾病，其实说的是运用仲景的思路，并非所有方药。三国时期经历了一个短暂的温暖期，随之又进入寒冷期，魏晋时期的王叔和（201—280年），在他中晚年整理的伤寒论来看，他的思路和张仲景是一致的，当然他并没有注释，但是比较认可这本著作。

两晋南北朝时期，气温整体偏低，尤其是南北朝时期，几乎是整个历史的最低值。我们熟知的贵族士族争相服用五石散，以及各个炼丹服药的流派就此兴起。这种现象固然与当时道教的兴旺，以及人们追求长生的愿望有关；但是长盛不衰的缘由，或许也有天气寒冷，服用燥热药物后自觉舒适的原因。

### （二）隋唐时期的气候变化

自隋朝开始，至盛唐结束，整个阶段大概近300年的历史，气温基本属于暖和时期。孙思邈（581—682年）正是生活在这个时期，他在《备急千金要方》指出"天地有斯瘴疫，还以天地所生之物防备之"，把预防温病方剂列于伤寒章之首，列出药方30余首。在治疗温病的方剂中寒凉药的使用频率达79.23%，现代医家裘沛然盛赞孙思邈为"温病治法的先导者"，这个时期被视为温病学的萌芽时期。很多实用的方剂，如犀角地黄汤、大小续命汤、紫雪丹、温胆汤、千金苇茎汤等，开始使用清热解

毒、清营凉血等方药，这是治疗方向的一大突破。但是里面也有辛温发表、辛热温里之剂，并不能一言而蔽之。

气象学家竺可桢研究发现，中国气候在第七世纪的中期变得和暖，公元650年、669年和678年的冬季，国都长安无雪无冰。第八世纪初期，梅树生长于皇宫；第九世纪初期，西安南郊的曲江池还种有梅花；与此同时，柑橘也种植于长安。应该注意到，柑橘只能抵抗 –8℃的最低温度，梅树只能抵抗 –14℃的最低温度。1931—1950 年，西安的年绝对最低温度每年降到 –8℃以下，二十年之中有三年（1936 年、1947 年和 1948 年）降到 –14℃以下。梅树在西安生长不好，就是这个原因，用不着说橘和柑了。关于气温的变化可以从以上的记录加以佐证。

### （三）宋金元时期的气候变化

这个时期可以分为三个小阶段，北宋时期气候以温暖为主，北宋到南宋出现一个小的寒冷期，南宋至元代再次出现温暖期，并且气温较北宋高一些。也正是在这个时期，学术争鸣纷呈，门户之始划分。

我们先来看河间学派，刘完素（约 1110—1200 年），河间（今河北河间）人，但是我们发现他生活的年代气温已经开始下降，可是为什么会形成他以火热立论，善用寒凉的风格呢？我们继续深入探讨，刘完素生活的河间地区，正是金人进攻中原时的主要战场之一。当时天灾横行，疫病蔓延，疾病横生，而当时的医生沿袭北宋时期《太平惠民和剂局方》中辛香温燥的药物治病，并且很少自己进行辨证处方。刘完素潜心研究《内经》中关于热病的论述，结合北方环境气候特点，以及民众饮食醇厚、体质强悍的特性，倡火热病机理论，主寒凉攻邪，善用防风通圣散、双解散、凉膈散、天水散等方药，而当时主要治疗的疾病为热性传染类疾病。张从正（1151—1231 年）明显受到了刘完素的影响，成为他的私淑者，用药主张祛邪，用药多偏于寒凉；至于直传弟子如荆山浮屠、马宗素等人的观点与老师刘完素基本一致。

接着来看易水学派，有人会提出疑问，因为易水学派创始人张元素（1131—1234 年），与刘完素生活的年代相仿，相距并不是很大，为何所属流派会不同？这是个需要解释的问题，所处于生活环境并不一定学术观点相同。刘完素开始用寒凉攻邪一方面是纠正当时医生惯用辛温香燥之品的陋习，另一方面是为了治疗当时流行的时疫，他看到的是这几个方面，主要倾向于外感热病。而张元素看到的是战乱频繁，伤及中焦脾胃的一面，主要倾向于内伤杂病方面，他的主要贡献是脏腑辨证学说、遣药制方论，以及药物归经学说等。他的《医学启源》《脏腑标本寒热虚实用药式》以及《珍珠囊》，关于药物的运用及性味归经上，还是偏于寒性的多一些。到了他的弟子李东垣（1180—1251 年），所处的年代较晚一些，整个气温也逐渐开始升高，并且当时适值元兵南下，战乱频繁，民众在饥饿、惊慌、忧愁中生活，大多起居饮食没有规律，易伤脾胃，故以张元素的脏腑辨证学说、用药遣方理论为基础，认为"脾胃内伤，百病由生"，后世称为"补土派"。李东垣制方用药也时常加以寒凉药，如普济消毒饮，并且经常会用到黄芩、黄连、黄柏之类。这就说明一个问题，生活在同一时代的不同医家，因为涉及专业领域的不同，理论来源的差异，以及学术师承的相左，也就成就了对疾病的理解和主攻方向也不相同。这样的学术争鸣属于正常形态，不能因为同一时代就观点皆尽相同。

随后的朱丹溪（1281—1358 年），后世称"滋阴派"。刘完素之学传于荆山浮屠、马宗素等人，荆山浮屠再传于罗知悌，朱丹溪从师于罗知悌，严格意义来讲，朱丹溪属于河间学派的。但是他的理论及方药已经超出了刘完素的范围，创立"阳常有余，阴常不足""相火论"等论说，倡导滋阴学说，确立"滋阴降火"的治则。反过来看他生活的时代，1200 年开始气温变逐步上升，后来越来越高，直到 1300 年左右，整个100 年时间中，气温均偏高，再加上当时人们仍旧随意使用温燥之类的药物，饮食多肥甘厚味，生活多耗散真精，故滋阴学说的提出，也是朱丹溪根据当时实际情况做出变通的表现，诚为一代大医。然后，后世多有人批判他的观点，主要是明代的温补学派，如张景岳就批判朱丹溪用药过于寒凉滋腻，容易出现阳虚寒凝。张景岳（1563—1640 年）生活的时代是气温比较寒凉的时期，较朱丹溪时差距甚大，变通为阴阳双补无可厚非，但批评朱丹溪则有失公允。不过，张景岳的补阴配阳、温阳滋阴的理论确实更上一层。

自此来看，医家能够认识到自己所处的生活环境，对既往的理论观点做出灵活的变通，提出一整套的理法方药，并验之于临床确有疗效，这才能够成为一代名医。

此外，我们还应该注意到流俗时弊这一点，如北宋时期多用香燥，故有刘完素之寒凉派；南宋至元时期多用辛温，加之气温变暖，故有朱丹溪之滋阴泻火而出。但是时医不能灵活变通，故沿袭成风，到元末明初之时，滋阴降火之说已然成为南北尽知，争相效仿，则流弊又成，所以到明清时期气温再次转低，学术观点再次变化也是情理之中之事。

### （四）明清时期的气候特点

综观整个明清时期，大部分处于寒凉时期，中间有温暖期但比较短暂，如 1500—1550 年、1700—1780 年等时间段。这个时期，名医辈出，学术观点争鸣，取得成就也十分丰硕。但是有一点需要提出，明清两代有些医家重推理演变，少朴实求真，有金元时期的玄学之风，却无金元时期的求本探源之意。这个时期主要有两大流派，一是温补学派，一是温病学派。温补学派以薛立斋（1488—1558 年）、张景岳（1563—1640年）、李中梓（1588—1655 年）、赵献可（生卒年不详，活动于 16—17 世纪）等人为代表；温病学派以叶天士（1666—1745 年）、薛生白（1661—1750 年）、吴鞠通（1758—1836 年）、王孟英（1808—1868 年）四大家为代表；遵从这两个学派的人数众多，影响也十分深远。

下面进行分别分析。温补学派的兴起，是因为之前的滋阴学说盛行，世人多用养阴降火之药，沿袭成弊，故以上医家开始探索及纠正当时的风气，如张景岳主张阴阳并补，赵献可主张温补命门，李中梓则主张脾肾双补等，补充完善了滋阴学说，开创了温补学说，逐渐成为一支学派，从此关于先天补肾、后天补脾的学说也就趋于完善，后世从其学者甚多。从历史气候上来看，以上医家均活动于较为寒凉的时期。这也恰恰是他们根据实际情况做出变化及纠正的行为，在当时来讲，有着历史进步性，是值得研究和提倡的；但是他们随意批判刘完素的寒凉派、朱丹溪的滋阴派，因为自己生活的年代与别人不同，就妄加评判，这样也是不对的。

正如前文所说，过犹不及，温补学派的盛行再次成为世人争相效仿的方法，并且有时医不加辨证，随意使用，害人不浅，似乎这样的恶性循环屡屡相应。

温病学说的盛行，并非起源于明清时期，自《内经》《伤寒论》，到唐代的《千金方》，再到刘完素的火热论等，直到清代温病学派的盛行，都是之前积累的基础上出现了厚积薄发。自吴又可（1582—1652年），到戴麟郊、余师愚（1723—1795年），再到叶天士、薛生白、吴鞠通、王孟英。温病学派的兴起，一方面是当时温热类、湿热类疾病的流行性，另一方面是纠正温补学派所产生的流弊。余师愚、叶天士、薛生白、吴鞠通活动年代均为清代前中叶的小温暖期，这一时期气候温暖，与张景岳等人所处的寒凉气候已然不同，这种气温容易出现温病流行，并且经过前期的积累终于出现温病学派的兴盛时期，以上医家均善治温热或湿热性传染疾病。这几位温病大家也有所不同，相对来讲，温病四大家之一的王孟英善于治疗杂病及温病变证，这是与其他温病医家不同之处，原因之一在于王孟英生活的时代，气温又再次转冷，全国再次进入寒冷期。其中，还夹杂了战乱兵火，世人滥用温补之品等实际情况，阅读他的医案不难看出，很多杂病是经过温补误治而转重，实在是世俗流弊所致！

康乾盛世之后，我国再次进入寒冷期，火神派创始人郑钦安（1824—1911年），善用桂、附等热药，治病立法重在扶阳，被尊为"火神"。他的生活时代，正是气温再次转低，在整个明清时期，也算是气温十分低的阶段；再加上当时温病学派已经盛行，世人又开始争相效仿辛凉轻灵、清热凉血等治法，故郑钦安的扶阳温阳之说兴起有着变通的意义，至今仍多有遵从。

但是也有与此不相符合的，如黄元御（1705—1758年），用药专主燥湿土暖寒水，以"阳贵阴贱"为主论，批评抨击河间、丹溪等为下鬼，实在偏执一端。

张锡纯先生医法精纯，临床经验丰富，晚年在他自己的一篇医案中写道："愚未习医时，见医者治伤寒温病，多有用承气汤下之则愈，如此者约二十年，及愚习医学时，其如此治法者恒多偾事……后至愚年过四旬，觉天地之气化又变……"可见气候的变化是正常的，学术观点和用药方法随之而变，也是作为医生应该明晰的事情。

### （五）民国时期至今

气温从民国开始就逐渐转暖，而我们所熟知的孟河学派已经广为传承。在江浙两省，涌现出多位温病名家，如丁甘仁及门人、何廉臣等，这与气候再次变暖有关系。自 1980 年起，人类经历了有史以来最热的 10 个年份，其中 5 个最热的连续年份是自 1991 年开始。1997 年是世界自有气象记录以来最热的一年，地球正以比最近 1 万年里的任何时期更快的速度变暖。未来的气候变化将持续变暖，对于未来 100 年的全球气候变化，国内外科学家进行了预测，结果表明，到 100 年时，地球平均地表气温将比 1990 年上升 1.4～5.8℃，这一增温值将是 20 世纪内增温值（0.6℃左右）的 2～10 倍，可能是近 1 万年中增温最显著的速率。我国的气温将继续变暖，到 2020—2030 年，全国平均气温变暖将上升 1.7℃；到 2050 年，全国气温将上升 2.2℃。气候变暖会导致各种疾病的发生，其中最严重当数危害人类生命的烈性传染病的暴发。因此在充分吸收古人学术经验的同时，还要切合实际的结合目前所处的生活环境，适当的做出变通，这样才能验之于临床有佳效。

最后，还有几点需要提出。第一，这里所说的气温变化，是大体方向而言的，但是具体到某一年份，或者具体的区域，如某一年的气温突变、某一地区的气温与大部分地区完全不同，这种情况是存在的，作为个例，不能等同于大体的气温变化趋势。

第二，有的学者指出，掌握五运六气是必要的条件，我个人看法并不如此，综观历代各家，并不是全部熟悉五运六气，不能以某位医家的学术观点反推当时的五运六气，这样是不对的方法，还是要以实际为主。

第三，气候的变化只是影响中医发展的一个方面而已，影响方面很多，如当时社会的饮食结构变化、人文环境的演变、不同地域之间的差异，包括学术风气的推动、不同医家的学术基础等，都是需要注意的因素。其实各个医家只是根据自身生活的环境，做出正确而切合实际的变通，实事求是，孜孜不倦的追求，这才是我们要学习的核心。

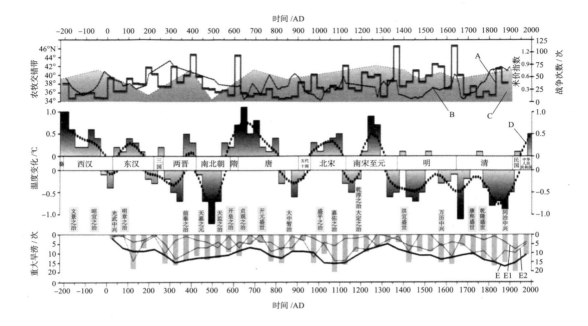

**图1　秦汉以来中国气候变化及其影响**

A.秦汉以来全国每30年发生战争的次数；B.秦汉以来黄河中下游地区米价指数曲线；C.秦汉以来农牧交错带西段（呼和浩特至潼关一线以西）北界的变化；D.秦汉以来东中部地区（105°E以东，25°～40°N）冬半年温度变化（柱图代表相对于1951—1980年冬温均值的正、负距平值）；E.东汉以来东中部地区（105°E以东，25°～40°N）每50年发生重大旱涝事件的年数（分别为旱涝灾害（E）、重大旱灾（E1）和重大涝灾（E2）百年滑动平均

引自葛全胜，方修琦，郑景云.中国历史时期气候变化影响及其应对的启示 [J].地球科学进展，2014，29（1）：23-29.

# 参考文献

[1]　葛全胜，方修琦，郑景云.中国历史时期气候变化影响及其应对的启示 [J].地球科学进展，2014，29（1）：23-29.

[2]　竺可桢.中国近五千年来气候变迁的初步研究［J］.考古学报，1972（1）：15-38.

医案篇

## 一、肺系疾病

### 案 1：清里疏风法治疗感冒案

王某，女，23岁。数日前夜间感受风寒而不自觉，次日出现咽痛，鼻如喷火，鼻流清涕，头晕头重，间断服用蓝芩口服液、金花清感颗粒未能见效，后出现鼻腔出血。就诊时自诉咽痛，黄涕黏稠，眼痛眼胀，耳内瘙痒，无口干口苦，无口渴，纳呆，小便黄，大便可。舌边尖红，苔略黄水滑，脉浮滑。考虑平素脾胃湿浊较盛，近期内有肺热郁闭，肺主皮毛，开窍于鼻，肺热毛窍易打开，此次感受风寒邪气，极易入里化热，故治疗以清内热，散风寒，化湿浊。

| | | | |
|---|---|---|---|
| 杏仁 9g | 瓜蒌 15g | 浙贝母 12g | 生石膏 20g |
| 连翘 9g | 淡竹叶 9g | 清半夏 9g | 茯苓 15g |
| 藿香 9g | 苏叶 9g | 荆芥 9g | 桑叶 12g |
| 金银花 12g | | | 3 剂 |

按：服药后3剂基本痊愈，此类患者在北方地区十分常见，北方大部分地区比较干燥多风，春秋两季不明显，夏冬两季较漫长，加上饮食偏于厚味滋腻，情绪多偏于急躁激动，很容易形成内热的体质，尤其是冬季容易积攒脏腑内热。如果内热偏重，再感受外寒，形成所谓的寒包火，而且内热和外寒相互招引的概率很大，容易出现发热、咽痛、周身肌肉拘紧等症状，治疗上以清里热、散外寒并进，能够达到快速治疗的效果。

### 案 2：宣肺止咳清热法治疗咳嗽案

王某，女，28岁。患者感冒后出现咳嗽咯痰，痰少色白质黏，不易咳出，无发热恶寒，咽痛，纳食一般，眠可，小便黄，大便调。舌尖红苔白稍腻，左脉弱，右脉稍有浮象。考虑肺气不宣，内有蕴热，治以宣肺止咳，佐以清热，以止嗽散加减，佐以南沙参、生石膏以清气分郁热，莱菔子通腑畅气。5剂后即愈。

| | | | |
|---|---|---|---|
| 桔梗 12g | 甘草 6g | 紫菀 12g | 荆芥穗 10g |
| 百部 10g | 浙贝母 12g | 栀子 9g | 枳壳 12g |

| 南沙参 15g | 生石膏 20g | 莱菔子 12g | 茯苓 12g |
|---|---|---|---|

5 剂

按：止嗽散为清代程国彭所创，在《医学心悟》论述该方"盖肺体属金，畏火者也，过热则咳；金性刚燥，恶冷者也，过寒亦咳。且肺为娇脏，攻击之剂既不任受，而外主皮毛，最易受邪，不行表散则邪气留连而不解。肺有二窍，一在鼻，一在喉，鼻窍贵而不闭，喉窍宜闭而不开。本方温润和平，不寒不热，既无攻击过当之虞，大有启门驱贼之势。是以客邪易散，肺气安宁。"许多名医前辈赏识此方并用于临床，我也时常用其加减治疗咳嗽，但是药性相对平和，而临证中不寒不热的咳嗽很少见，所以需要进行加减。咳嗽一般有肺胃之气分热邪，加生石膏、知母、酒黄芩等清泄阳明；干咳日久不愈，加地龙、炙百部、徐长卿以平喘止咳；夹有肝火者，加钩藤、夏枯草、牡丹皮等，灵活加减即可。

### 案3：清热化痰、辛温解表治疗经期外感案

胡某，女，29岁。1周前月经期感受风寒，出现发热、鼻塞流涕，自服小柴胡汤，未见明显好转。目前间断发热，咽部不适，喉中不爽，时有白色黏痰，并且双上肢、足部出现瘙痒和疼痛感，甚至不能忍受，针刺后亦未见好转。纳食较差，眠可，小便可，大便不爽。舌偏红苔稍黄腻，右脉沉取濡数，左脉偏弱。患者素体湿浊偏盛，月经期间感受风寒后，入里化热，热与湿相合，故见咳嗽白黏痰，且大便不爽；同时风寒阻滞经络，表邪未解，毛窍不利，肺气宣散异常，故见皮肤刺痒。治以疏解外寒，清泻内热，佐以祛风止痒。

| 麻黄 5g | 桂枝 9g | 白芍 9g | 赤芍 9g |
|---|---|---|---|
| 生石膏 20g | 瓜蒌 12g | 杏仁 9g | 连翘 12g |
| 浙贝母 10g | 芦根 20g | 荆芥穗 9g | 白鲜皮 15g |

5 剂

按：方以桂麻各半汤加减，加生石膏、连翘、浙贝母以清热开泄化浊，荆芥穗、白鲜皮以祛风止痒、疏利毛窍，5剂后即愈。

### 案4：清肝化痰法治疗顽固性咳嗽案

孙某，男，75岁。患者咳嗽咯痰难以缓解，持续多日，痰白质黏，无发热，平素急躁易怒，纳食正常，睡眠欠佳，梦多烦扰，小便黄，大便黏腻。舌红苔白腻稍黄，左脉弦细稍数，右脉弱。考虑痰浊内盛，阻滞肺脏宣肃，日久则凝结而顽固，其左脉弦细稍数，为肝经郁火内闭，上冲犯肺，木火刑金之象，故见咳嗽难以痊愈；且患者平素急躁易怒，肝经阴血暗耗已亏，暂治以化痰祛浊止咳、清肝泻热为主。

| | | | |
|---|---|---|---|
| 瓜蒌 15g | 胆南星 12g | 石菖蒲 15g | 清半夏 9g |
| 杏仁 9g | 茯苓 15g | 竹茹 30g | 浙贝母 12g |
| 苍术 15g | 藿香 10g | 佩兰 10g | 牡丹皮 10g |
| 桑白皮 15g | 青黛 9g | 海蛤壳 12g | 柴胡 12g |

按：服上方7剂后大为好转。临证所见难以痊愈之咳嗽，多夹有肝火犯肺，可见干咳、呛咳或少痰带血丝等，为肝中郁热上犯而煎灼肺中津液，如治疗不当则缠绵难愈。此案以化湿祛浊、清肝止咳为主，加牡丹皮、浙贝母以清肝开泄，以黛蛤散以清泻肝热，柴胡疏肝达郁，虽未用大剂止咳药，但收效颇捷。缓解后一方面继续化湿祛浊，拔除病根，选药如瓜蒌皮、浙贝母、芦根、石菖蒲等；另一方面柔肝养阴，清虚润肺，选药如白芍、乌梅、连翘、地骨皮、二至丸等。

### 案5：清痰开泄通腑法治疗咳痰不爽案

刘某，男，75岁。患者咳嗽咯痰数月，痰白质黏，有时呈肉皮冻状，纳眠可，二便调。舌淡红苔白稍腻，右寸浮，沉取关脉旺，左脉沉弱。考虑平素脾胃痰浊较盛，内蕴日久而为病根，如遇外感之邪，痰浊与外邪相互招引，上犯肺脏则为咳嗽，其痰呈肉皮冻状，为老痰顽痰凝聚之象，且日久势必化热，痰热内蕴，阻肺不畅，咳嗽持久不愈。左脉沉弱者，阴分不足耳。治以清热化痰开泄，佐以通腑泄浊。

| | | | |
|---|---|---|---|
| 瓜蒌 30g | 胆南星 12g | 杏仁 9g | 海浮石 20g |
| 茯苓 15g | 枳实 9g | 浙贝母 15g | 连翘 12g |
| 金银花 10g | 苍术 12g | 黄连 6g | 焦神曲 15g |
| 酒大黄 9g | 炒莱菔子 9g | 芦根 30g | 冬瓜子 20g |

按：方以清热化痰开泄为主，佐以通下导滞之品，借肠腑以泻脾胃久居之痰浊积滞。其中芦根、冬瓜子能于浊中升清，最有趣味；芦根于淤泥水泽中挺拔而出，体轻而中空，最善于清肺通气，湿浊中多用之；而冬瓜生命力极其顽强，农村田野随手栽种，自然生长，其味道清淡爽利，可于湿浊痰热中用之，清上焦痰热，通下焦积滞，最为恰当，此二味药虽廉价易得，但实为良品。海浮石咸寒，朱丹溪谓之可"清金降火，消积块，化老痰"。《本草纲目》言："气味咸寒，润下之用也。故入肺除上焦痰热，止咳嗽而软坚，清其上源。"故对于老痰顽痰凝结积聚，效果颇捷。患者服药 7 剂后症状好转，继续前方加减，再以健脾化痰、养阴柔肝善后。

### 案 6：清宣肺气、寒热并进法治疗支气管炎案

谢童，女，11 岁。主诉咳嗽 1 年，曾于多家知名医院就诊，诊断为"支气管炎、过敏性鼻炎"，给予中成药、西药等多种药物未见好转。刻下症见干咳少痰，偶有口干，体形偏瘦。舌淡苔薄白，右寸脉浮细稍数，余脉沉细。考虑为风邪阻滞上焦，肺气不宣，寒热不分。治以宣肺止咳，寒热并进，肺药取轻清。

| | | | |
|---|---|---|---|
| 桔梗 9g | 生甘草 6g | 前胡 9g | 紫菀 12g |
| 紫苏叶 9g | 炙百部 4g | 地龙 9g | 桑叶 10g |
| 金银花 6g | 防风 9g | 杏仁 4g | 桂枝 9g |
| 蝉蜕 9g | | | 7 剂 |

二诊：7 剂后咳嗽大减，父母欣喜异常，偶有干咳，右寸浮细之象消失。加补气健脾之药善后。

按：小儿咳嗽，中药效果颇捷，该患儿虽咳嗽 1 年，但仍有风邪阻滞上焦，且日久有余热停于肺。吴鞠通所言："治上焦如羽，非轻不举。"故治以小剂清宣透散，佐以肃肺止咳。近年气候异常，常于季节交替之际频发小儿疾病，多涉及外感、食积，病位以肺、胃居多，结合目前干燥外风之外因，内热食积之内因，临证中以宣畅肺气、清热化痰治上焦，消食化积、通腑泄热治中焦，可遮蔽多数患儿。

### 案7：清肝养阴法治疗咳血案

张某，女，65岁。主诉咳嗽咳痰多年，痰少黏滞且带有血丝血块，平素急躁易怒，鼻干口干，饮水不解渴，睡眠不佳，梦多烦扰，纳食尚可，小便黄，大便干结。舌尖红苔薄黄，两关脉弦数，左寸弱。考虑平素急躁易怒，肝气郁滞日久而化火，肝火上冲犯肺，木火刑金，肺络受损而血不归经，故见咳血；且患病日久则五志之火煎灼津液，肝血肺阴暗耗，无以滋润脏腑，故见鼻干口干。现急则治其标，暂以清肝火、泄肺热为主。

| | | | |
|---|---|---|---|
| 生地黄 30g | 北沙参 15g | 麦冬 18g | 川楝子 6g |
| 黛蛤散<sub>包煎</sub>10g | 瓜蒌皮 15g | 桔梗 9g | 浙贝母 15g |
| 蒲公英 20g | 生蒲黄 10g | 棕榈炭 9g | 黄芩 9g |
| 女贞子 30g | 牡丹皮 15g | 桑白皮 15g | 7剂 |

二诊：服药后鼻干口干好转，咳嗽黄痰质黏，已无血丝血块，头部时有昏蒙感，大便干结稍好转。舌红苔黄已退，两关弦数象好转，但仍欠柔和，左寸弱。药已中鹄，以前方继续加减，减去凉血止血药，加清热化痰、通下导滞之品，通肠腑以泄肺热。

| | | | |
|---|---|---|---|
| 生地黄 30g | 北沙参 15g | 麦冬 18g | 黛蛤散<sub>包煎</sub>10g |
| 浙贝母 15g | 蒲公英 30g | 黄芩 12g | 女贞子 30g |
| 生白芍 30g | 炙甘草 9g | 枳壳 12g | 牡丹皮 15g |
| 桑白皮 30g | 生石膏 40g | 酒大黄 12g | 竹茹 30g |
| 胆南星 12g | 全瓜蒌 30g | 枳实 12g | 7剂 |

三诊：服药后鼻干口干好转十分之七，咳嗽黄痰好转，大便干结已通。舌红苔薄黄，右关脉中取偏旺，沉取尺脉有力，左关中取尚可，沉取无力。前方继续加减，仍以养肝阴、清肺热、通肠腑为主，后以大剂清热滋阴生津药善后，并嘱其调情志、少嗔怒。

| | | | |
|---|---|---|---|
| 生地黄 30g | 北沙参 15g | 麦冬 18g | 浙贝母 15g |
| 黄芩 12g | 女贞子 30g | 天冬 15g | 生白芍 30g |
| 炙甘草 9g | 枳壳 12g | 牡丹皮 15g | 桑白皮 30g |
| 生石膏 40g | 酒大黄 12g | 胆南星 12g | 全瓜蒌 30g |

按：患者为肝火犯肺，木火刑金之咳血，此类咳嗽咳血一般多见于

咳、呛咳不止，且咳嗽剧烈时伴有血丝，日久会出现肝肺之阴耗损，甚至有出现喘息的可能。《经》云："五脏六腑皆令人咳，非独肺也。"临证中咳嗽主要考虑病位在肺，但肝气不舒或肝火上冲导致咳嗽者也十分常见，很多患者因素体阴虚或病久暗耗肝肺之阴，久久不能痊愈，遣方用药之时要时刻注意阴液的恢复，如养肺阴之百合、北沙参、川贝母、麦冬等，滋肝血之生地黄、二至丸、玄参、白芍、桑椹等，用药偏于凉润，以缓和燥热之内邪。在治疗之时需要注意，咳嗽需要分辨新旧，也要区分外感和内伤，病久内伤之咳嗽，要从治本入手，兼以治标，效果方才显著。还有一些药物针对顽固性咳嗽比较有效，如五味子、诃子、炙百部、紫菀、地龙等药物，有人称五味子、诃子容易敛邪，反而致咳嗽不容易痊愈，其实并非完全如此，这类药物对于寒热或者虚实类咳嗽均可以使用，临床效果也比较好，可以借鉴。

### 案 8：双补肺肾法治疗肺心病案

杨某，女，82 岁。每逢冬季则犯咳喘，体力渐渐不支，今年冬季上述症状更加明显，稍活动则喘息不能止，夜间不能平卧，就诊时乘坐电梯至诊室，步行十步则张口抬肩，喉中哮鸣音，自诉痰多不易咳出，数日前曾至外院住院，给予平喘止咳化痰等输液治疗，症状稍好转。既往慢性支气管炎、慢性阻塞性肺疾病、肺源性心脏病病史。舌暗红苔白，两脉弦大搏指而数。考虑为肺肾大亏，阳气浮越，痰浊上壅。治以金水六君煎加人参蛤蚧散出入为方。

| | | | |
|---|---|---|---|
| 熟地黄 45g | 当归 30g | 山茱萸 30g | 蛤蚧 20g |
| 桑白皮 15g | 瓜蒌皮 24g | 煅磁石 15g | 附子 9g |
| 杏仁 9g | 茯苓 20g | 陈皮 9g | 鳖甲 15g |
| 桑叶 15g | 柏子仁 20g | 五味子 9g | 细辛 3g |
| 黄精 40g | 生黄芪 15g | | |

二诊：服药 1 周后子女至门诊告知，患者症状大为好转，夜间可平卧，饮食、睡眠较前明显好转，以前方稍作加减继续服药。

按：该患者病久年高，初病在肺，肺为水之上源，朝向百脉，滋润周身，肾为水脏，内含真阴真阳，疾病日久耗伤肺肾之气阴，肾虚不能温化水液，肺虚不能输布津液，故壅滞而为痰浊，但病根在于肺肾之亏耗，故以大剂量熟地黄为君药，大补肾水，山茱萸以敛阴固脱，煅磁石镇摄上浮之阳，以蛤蚧血肉有情之品补益肺肾之气，同时加黄精、生黄芪以补气运化。以瓜蒌皮、茯苓、杏仁、陈皮、桑白皮以化痰清肺，稍佐附子以温阳行气化浊。清末民国名医范文甫治疗上焦阴虚痰浊者选择清燥救肺汤，但顾及阿胶滋腻敛邪，故用鳖甲代替之，笔者效仿其用法，加鳖甲以潜镇、润肺。金水六君煎为明代大家张景岳所创立，此方治"肺肾虚寒，水泛为痰，或年迈阴虚血气不足，外受风寒咳嗽，呕恶多痰，喘急等证"。但陈修园、徐灵胎等人对此大加抨击，认为滋腻甘柔的熟地黄、当归与燥湿化痰的半夏、茯苓等药物不能进行配伍，但是从组方思路和所治疾病中，此方大有所为，尤其是肺病日久迁延不愈，导致肺肾两脏皆亏虚，根基动摇者，温肾益精补肺固其根本，化痰祛浊祛其标实，金水六君煎可放胆用之，量大效显，景岳诚不欺我。

### 案 9：双补阴阳法治疗持续性发热案

陈某，男，73 岁。陈旧性脑梗死 5 年，长期卧床，平素嗜睡状态，呼之可应，不能交流，平素反复肺部感染，因大量蛋白尿、低蛋白血症、水肿收入院。入院后给予抗感染、化痰平喘、补充白蛋白等为主，当时水肿比较明显，结合舌脉考虑为脾肾亏虚水邪内停，处方以生黄芪、党参、白术、茯苓、猪苓、泽泻、紫苏叶、麻黄、当归、鸡血藤等为主，服药后尿量明显增多，水肿消退并逐渐消失。

但患者反复肺部感染，体温时高时低，反复使用多种抗生素治疗，效果不定。此次发热持续时间长，体温波动在 37.5～38.7℃，曾使用疏风清热等中药处方后未见好转，后换方为清营汤后体温仍未正常。静心思虑，患者反复长时间发热，正气亏虚，左脉因长期废用而浮沉皆无脉可触及，右脉虚数沉取无力，伴间歇，且舌淡苔干裂。故病机应为气阴大亏，阳气不足，气阳虚发热与阴虚发热同时存在，处方四逆汤、青蒿鳖甲汤加减，方用青蒿、鳖甲、知母、山茱萸、生龙骨、生牡蛎、党参、生黄芪、附子、干姜、桂枝、生白芍等，2 剂后体温逐渐下降至正常。后取脉右手虚，数象已不明显，虚象已然显露，仍以补气温阳，滋阴潜阳为主，将党参换为人参以增强补虚固脱之力，继续服用善后。

按：患者久病体虚，气血阴阳均存在亏虚，临证中发热首先考虑外感侵袭，风寒、风热最为常见，内伤发热则可见阴虚、阳虚、瘀血、湿浊等导致的发热，其中各有不同，通过辨别兼夹症状及参合舌脉基本可以判断，再随之处以方药，多可获愈。但尚有无名发热，甚至无证可辨，凡遇到此类疑难杂症，应当沉心静思，抽丝剥茧。此案患者长期反复肺部感染并持续使用抗生素，并非实热证，更不可妄用寒凉药，以防泯灭生机。从舌脉而言，当属于阴阳俱虚，阴血亏虚、虚阳上浮可导致发热，气阳不足、阴火乘位也可导致发热，故将补气温阳与养阴潜阳熔于一炉，虽不伦不类，倒也有矩可循，虽未用所谓的"退热药"，但只要抓住核心病机，方药可随之转变，故可 2 剂而效。

### 案 10：持续高热不退失治案

柴某，女，28 岁，因突发脑干大面积梗死入院，症见四肢瘫痪，不能言语，气管切开，患者入院时即开始发热，体温 38.0℃左右，给予各类抗生素进行抗感染治疗，后体温下降，但患者随之出现午后发热，一般在下午 3 点以后至次日凌晨，最高可达 39.2℃，伴汗出，但各项检查均未提示存在细菌感染。中医方面，前医曾考虑为气虚发热，给予补中益气汤甘温除热，但发热未见好转。后转至我手，查其脉象为右寸弱，左脉三部皆沉弱，舌苔嫩红苔白腻。初步考虑为气阴两虚导致的发热，以阴虚为主，且中焦夹有湿浊。处方以生脉散合青蒿鳖甲散，加用藿香、佩兰之品，服药后患者仍发热，效果不明显。后猛然想起患者有深静脉留置管，立即拔出后送化验，结果为白色假丝酵母菌，为真菌导致的菌血症，立即予抗真菌治疗，2 天后体温逐渐下降，后降至正常。

该病例是在我治疗几例高热有所心得后遇到的，当时自认为略有把握，实际情况确是个失败的病例，虽然从舌脉、症状上相对比较符合，但是只是看到了气阴两虚的一面，给予中药后见效不明显。回望反省，内伤发热尤其是湿热、阴虚所导致的发热，一般体温可能不会特别高（但也有例外），此例患者确实存在气阴两虚，尤其以阴虚为主，所以当时考虑是否存在类似于温病后期的正虚邪恋，故选用青蒿鳖甲汤进行加减，最后方才得知是深静脉留置管导致的感染。在临床实际中，选择最好的治疗途径很重要，病例千万种，思维不能太局限。对于中西医而言，各有所长，解决实际问题才是关键和目的，思维要有持续性、连贯性，最好要做到兼收并蓄，包容并存。

## 二、脾胃肝胆系疾病

### 案 11：养阴疏肝法治疗胃脘疼痛案

友人代诉，王某，女，32 岁。生气后胃脘部胀痛，甚至痛及两胁肋部，纳食逐渐减少，曾服用理气健脾之品稍见好转，后继则乏效，病势逐渐加重，纳食甚少。余据病机推演，应为肝气郁结，日久化热，肝热犯胃则胀痛，理气药虽可缓解一时，但毕竟温燥伤及气阴，不可久用，当用魏之琇的一贯煎，故处方一试。

| | | | |
|---|---|---|---|
| 生地黄 30g | 北沙参 12g | 当归 15g | 枸杞子 12g |
| 麦冬 15g | 川楝子 9g | 青皮 9g | 生白芍 15g |
| 炒白术 12g | 薄荷 6g | 牡丹皮 12g | 生栀子 9g |
| 炙甘草 9g | | | 7 剂 |

按：服药 7 剂后症状大为好转，后继服 7 剂后症状基本消失。临床实际中肝郁化火较肝气郁结者多，郁火必然耗伤肝经阴血，故见阴血虚夹火热之象，横犯脾胃即可为病，见胃痛、胃胀、烧心反酸等，或本经肆虐则见胁肋胀痛、口苦、耳鸣等症，魏之琇的一贯煎颇合病机，但笔者认为临床中尚可兼杂肝经实火，故加牡丹皮、栀子、川楝子、夏枯草等清泻肝经郁热，或佐青蒿、薄荷之属以疏散肝热，取效更加快捷。

同时，这也说明在疾病的治疗过程中，既要顾及本虚，也要顾及标实，才可取效，临证不完全等同于书本，复杂病机比比皆是，实火虚火夹杂也颇多，不可见阴虚只滋阴，见实火只泻热，养阴可兼清热，泻火可兼补血。此外，疾病在不同的发展阶段表现不同，治疗时也应该分清主次、分层次、分阶段，抽丝剥茧，层层顿开。如治疗哮喘、肾炎等疾病，本虚是持续存在，标实在不同阶段都不同，因此可以先治疗目前的标实，解除后再慢慢培补本源。

### 案 12：健脾祛湿法治疗胃胀案

王某，男，41 岁。诉胃脘部时有不适，疼痛胀满，受风寒后诱发或加重，纳食尚可，小便正常，大便稍黏腻。既往乙肝小三阳病史，烟酒已然戒除。舌淡红苔白滑，右脉稍滑，左脉略细。

考虑应为湿浊困阻中焦，脾气清阳不生，运化水湿不畅，所谓"脏寒生满病"，且既往有乙肝小三阳病史，追问曾服用清热利湿解毒等中药，日久脾阳受损，水湿内停，受寒后则外寒引动内饮，故见胀满疼痛。治以健脾燥湿祛风，佐以养血活血。服药后症状大减，原方加减继续巩固。

| | | | |
|---|---|---|---|
| 党参 20g | 苍术 20g | 茯苓 15g | 清半夏 9g |
| 干姜 12g | 苏叶 9g | 防风 12g | 生黄芪 15g |
| 桂枝 9g | 炒白术 15g | 陈皮 12g | 当归 15g |
| 鸡血藤 30g | 酒白芍 18g | 炙甘草 12g | |

按：对于慢性肝炎的治疗，近代许多名医进行论述，有补气健脾法、清热解毒法、活血化瘀法、利湿退黄法等，关幼波、周仲瑛及姜春华等前辈对活血化瘀通络法情有独钟，清热解毒法也为临床常用，但要根据患者禀赋薄厚进行配伍，素体脾胃薄弱者，需要在健脾益气，厚土养胃的基础上采用清热解毒法，不然日久苦寒伤及脾胃阳气，反至病邪深入不易解；并且，此病属于慢性迁延不愈类疾病，不可操之过急，培补脾土，缓缓养之，酌定补养正气几分，清热解毒几分，活血化瘀几分，方为上策。

### 案 13：清胃开泄祛浊法治疗胃痛顽疾案

庞某，女，58 岁，自诉胃脘部疼痛不适数年，一直未予重视及诊疗，近 1 年来胃痛加重，伴有乏力倦怠，气短声低，晨起口苦，无反酸烧心，纳食较差，睡眠可，二便尚可，曾行胃镜提示：慢性浅表性萎缩性胃炎，已服用中西药数月余，未见明显好转，因胃痛难忍，影响情绪，睡眠受到干扰。舌暗淡苔薄白，右脉沉弦稍数，左脉细。患者胃痛而兼有口苦，右脉弦而稍数，此为胃中有热兼有肝气不舒之象；而乏力倦怠者，因疾病日久且纳食较差，中气不得充养，故见虚象。但此时应以清热祛浊，佐以疏肝理气为治。

| 柴胡 6g | 黄芩 6g | 地锦草 12g | 金钱草 12g |
| 茵陈 9g | 炒栀子 12g | 海金沙 15g | 蒲公英 15g |
| 郁金 12g | 紫苏叶 9g | 黄连 6g | 枳实 12g |
| 青皮 12g | 陈皮 12g | 鸡内金 15g | 茯苓 15g |

二诊：服药后症状较前好转，胃脘部已不疼痛，饮食仍较差，晨起口苦，乏力倦怠，气短声低，睡眠可，二便尚可。舌偏红苔薄黄白，右关脉弦细有力，左脉偏弱。考虑仍有湿热交杂于胃脘，夹有肝气不舒，转方为辛开苦降，养阴润通为主。

| 黄连 9g | 吴茱萸 3g | 生石膏 20g | 麦冬 18g |
| 清半夏 12g | 浙贝母 12g | 生地黄 24g | 焦白术 15g |
| 干姜 9g | 枳实 9g | 藿香 12g | 佩兰 12g |
| 北沙参 15g | 全瓜蒌 12g | 柴胡 10g | |

服药后症状明显好转，但仍晨起口苦，前方加龙胆草清泻肝火、白芍养血柔肝，焦槟榔、焦神曲以运脾通腑，调理匝月后痊愈。

按：胃为阳腑，以通降为顺，胃病治疗大法为"凉、润、通、降"。叶天士云："脾宜升则健，胃宜降则和。盖太阴之土，得阳始运，阳明阳土，得阴自安，以脾喜刚燥，胃喜柔润。"《临证指南医案·脾胃门》："若脾阳不足，胃有寒湿，一脏一腑皆宜于胃燥升运者，自当恪遵东垣之法，若脾阳不亏，胃有燥火，则当遵叶氏养胃阴之法……故凡遇禀质木火之体，患燥热之症，或病后热伤肺胃津液，以致虚痞不食，舌绛咽干，烦渴不寐，肌燥熇热，便不通爽，此九窍不和，都属胃病也，岂可以芪术升柴治之乎？故先生必用降胃之法。所谓'胃宜降则和'者，非用辛开苦降，亦非苦寒下夺，以损胃气；不过甘平或甘凉濡润，以养胃阴，则津液来复，使之通降而已矣。"此案从舌脉来看，属于湿浊化热偏重，夹有肝郁及阴虚，故治疗以清半夏、枳实、苏叶等顺降胃气，生石膏、黄连、蒲公英等清泻胃热，青陈皮、郁金、柴胡等舒理肝胃之气，焦槟榔、焦神曲、瓜蒌等通腑泄浊，待症状好转后再议补脾健脾、柔肝养血以善后。

### 案 14：调和寒热、护膜止痛法治疗多年胃痛案

王某，女，43 岁。主诉胃脘疼痛多年，饮食寒热均犯病，伴有灼热

感、反酸，嗳气腹胀，舌淡红苔薄白，两脉沉，两关脉稍滑。考虑为寒热错杂，中焦失和，饮食不慎则脾胃易生寒热，胃为阳土，喜凉润，脾为阴土，喜温升，故饮食偏颇多会同时影响脾胃；邪热郁滞胃脘则见烧心反酸，脾虚不能运化则见腹胀嗳气；两关稍滑则暗示同时伴有肝郁内热，当治以调和寒热、行气止痛。方取半夏泻心汤之意，加蒲公英、败酱草以清热解毒，海螵蛸、瓦楞子以制酸，白及、凤凰衣以护胃保膜，延胡索、莪术以行气止痛，少佐桃仁以活血，取叶天士"辛润通络"之意。

| 清半夏 9g | 紫苏梗 9g | 黄连 6g | 瓜蒌 18g |
| 莪芨 9g | 黄芩 12g | 败酱草 20g | 蒲公英 20g |
| 海螵蛸 20g | 瓦楞子 15g | 凤凰衣 20g | 白及 9g |
| 大腹皮 12g | 延胡索 9g | 莪术 9g | 桃仁 10g |

7剂后症状明显好转，胃脘部疼痛、灼热感、反酸等症好转，后加莱菔子、神曲以行气消食善后，不久即愈。

### 案15：清胃通腑法治疗恶心上逆案

郝某，女，27岁。患者2个月前行腰椎间盘手术，一直卧床较多，无明显诱因出现恶心，无呕吐，无胃痛，伴咽部不适感，头晕，纳食可，睡眠一般，小便黄，大便干。舌尖红苔薄白，右脉沉，左脉沉数。患者青年女性，气机旺盛，卧床多日则郁热渐生，肝郁不得宣泄，阳明不降，胃气上逆则见恶心；久卧则胃肠蠕动失司，肠腑不通，故而大便偏干，且肠腑不下而气机反升于上，加重恶心症状；肝郁日久则化热，加之情绪烦躁，则心火为之内生，故见小便黄，左脉沉而数。治以清阳明之热，通肠腑之气，佐以养阴清心。

| 生地黄 30g | 麦冬 15g | 牡丹皮 12g | 紫苏梗 9g |
| 旋覆花 12g | 代赭石 20g | 桑白皮 20g | 生石膏 20g |
| 全瓜蒌 15g | 酒大黄 12g | 淡竹叶 9g | 姜半夏 9g |
| 枳壳 12g | 厚朴 9g | 党参 15g | 连翘 12g |

按：方以旋覆代赭汤、竹叶石膏汤加减，佐以一贯煎之意入阴分以清热生津，加连翘、淡竹叶清心经之热。卧床日久气分亏虚，脾胃运化不畅，稍佐党参补气固中，运化脾胃，或换为苍术、莱菔子、大腹皮之

属也可，通腑运脾，使郁滞有途径得以宣泄。

### 案 16：泄水调中法治疗水气痞案

李某，女，39 岁。主诉腹胀伴腹泻 2 月余，仔细询问后为胃脘部连及腹部具有胀满感，颇为难受，饮食受影响，腹泻时轻时重，与寒热无关，亦无恶心呕吐，无反酸烧心等，舌淡红苔薄白，两关脉沉弦。问：腹中雷鸣否？答：然也。此乃水饮留滞中焦，日久肠腑清浊不干，实为痞满。治以生姜泻心汤加减。

| | | | |
|---|---|---|---|
| 清半夏 12g | 黄连 9g | 黄芩 9g | 生姜 30g |
| 党参 15g | 白术 15g | 防己 12g | 生薏苡仁 18g |
| 大腹皮 9g | 乌梅 9g | 细辛 3g | 草果 9g |
| 生黄芪 15g | 葛根 12g | 猪苓 10g | |

服药 7 剂后自诉症状大为好转，腹胀已减十之八九，大便正常，饮食好转。再以前方稍加减善后。

按：《伤寒论》第 157 条："伤寒汗出，解之后，胃中不和，心下痞硬，干噫，食臭，胁下有水气，腹中雷鸣下利者，生姜泻心汤主之。"原方是指发汗后胃中水气凝滞不散，胃气不和，流动于肠间而下利。该方用于内科杂症中，多为饮食不节导致胃脘和肠腑皆受影响，水饮停留于内，故见痞满。痞满虽常见，但病患却不能表述清晰，只言腹胀难忍，与寒热无关则为气滞或水饮居多，再结合沉弦之脉象，故断为水气痞。加防己、生薏苡仁为祛肠腑经隧之水湿，以乌梅、细辛、草果通阳散结行气，佐黄芪、葛根、猪苓为东垣益气升阳法，故一击即中。

### 案 17：调和寒热、泄浊通腑法治疗腹痛案

张某，女，79 岁。主诉腹痛 1 年，伴有呃逆，胃脘部胀满攻窜，小腹疼痛下坠，大便不通畅，曾服用中西药效果不显。舌红苔白稍腻，两脉沉而濡数，右尺沉滑。此为寒热错杂，湿浊日久而化热，肠腑壅滞而不得传导，胃与肠均失调。治疗以乌梅丸合薏苡附子败酱散加减，加大血藤、延胡索以行气止痛，路路通、莱菔子以通腑行气利水，生槐花、马齿苋以祛除肠道积攒之湿热秽浊。

| 乌梅 15g | 细辛 6g | 黄连 10g | 当归 15g |
| 薏苡仁 20g | 败酱草 20g | 附子 9g | 延胡索 12g |
| 大血藤 20g | 路路通 20g | 莱菔子 10g | 伏龙肝 30g |
| 马齿苋 18g | 花椒 9g | 生槐花 15g | 猪苓 9g |

服药 2 剂后自诉症状大为缓解，现已腹痛尽除，以调理失眠善后。

按：胃肠疾病，病久则寒热错杂，加之秽浊痰热瘀血互相胶结，阻滞气血运行，中焦为之壅滞不通，肠道为之藏污纳垢，为害日久。故调畅气血之壅滞，疏通胃肠之秽浊，加以寒温并用，效果明显。伏龙肝一药在胃肠道疾病中使用颇多，为久经草或木柴熏烧的灶心土，性味温和柔顺。《本草便读》曰："伏龙肝即灶心土，须对釜脐下经火久炼而成形者，具土之质，得火之性，化柔为刚，味兼辛苦。其功专入脾胃，有扶阳退阴散结除邪之意。凡诸血病，由脾胃阳虚而不能统摄者，皆可用之，《金匮》黄土汤即此意。"笔者在临证中多用于脾虚胃弱，腹泻日久，寒热交杂之病证，取其土性温厚，以土补土，可以培补脾胃肠道，填坑筑堤，重塑土壤环境，脾胃虚寒可补而兼温，中焦虚火也可覆而盖之，诚为一味良药。

### 案 18：化浊疏肝法治疗惊吓致不能食案

田某，女，12 岁，发病 1 周前因惊吓先出现头痛，无其他不适症状，后逐渐出现纳食减少，中间曾出现发热 2 天，体温 38～39.5℃，无咳嗽咳痰等其他不适，自服退热药后体温降至正常。平素纳食正常，性格外向，但纳食逐渐减少，后竟不能食，食入则吐，且不时呕吐泡沫样白色痰涎，至医院检查血常规、肝肾功能、尿常规、腹部 B 超、$^{13}$C 呼气试验等均未见异常，偶遇笔者后诊之。患者未进食 2～3 天，纳食差近 1 周，靠静脉营养以维持，但神志清楚，精神尚可，腹部触诊未见异常，问之则言不欲饮食，食入后胃脘部烧灼感，口干不欲饮，余无不适，舌偏红苔白稍腻，舌面水滑，脉右滑，左弱。

思考此病，患者受惊吓后出现纳食逐渐减退，结合舌脉，考虑其平素有胃热湿浊内阻，受惊吓后肝气郁结，内热渐生，逐渐出现肝热犯胃，病机应以脾为湿浊困阻，胃热不得宣泄；舌稍红为平素胃热，苔白滑稍腻则为湿浊困阻，水湿不化，故频繁呕吐白色泡沫样痰涎；右脉滑者应为湿浊痰热困阻，左脉弱应为本虚正象。治疗应以化浊祛湿，佐以疏肝止呕。

| | | | |
|---|---|---|---|
| 茯苓 24g | 生白术 15g | 桂枝 12g | 清半夏 9g |
| 瓜蒌 20g | 黄连 6g | 紫苏叶 12g | 旋覆花 12g |
| 薄荷 9g | 柴胡 6g | 鸡内金 20g | 生姜 3 片 |

7 剂，水煎服，日 1 剂

患者当晚服用一次后已不再呕吐，进食少许，第二日上午服药 1 次，纳食渐开，已能正常进食、饮水，无明显不适，基本趋于正常。嘱其饮食清淡，逐渐恢复。

### 案 19：养肝泄胃法治疗腹胀案

芦某，男，60 岁。主诉胃脘部胀满不适，按之不痛，嗳气明显，无反酸烧心，平素喜食凉品，口中黏腻，纳食一般，失眠，小便黄，大便干。舌红苔薄白，右寸浮滑，关尺弦而稍有力，左寸浮数，左关尺弦欠缓和，沉取无力。考虑中焦寒热错杂，气分有热且夹有气滞于内，阴虚内热为本虚之象，患者右关尺弦而有力，为中焦气滞不通，胃气上逆故见胀满不适，做关尺弦而沉取无力，则为阴血不足，心肝之血欠于柔和温养之象。病因应为肝气郁滞，久则化热伤阴，横逆犯胃，气机不得宣降所致，治疗上以肝胃同调，养肝阴、疏肝气、降胃热为主。

| | | | |
|---|---|---|---|
| 生地黄 30g | 北沙参 15g | 浙贝母 15g | 黄连 9g |
| 蒲公英 30g | 瓜蒌 20g | 姜半夏 9g | 旋覆花 12g |
| 薤白 9g | 生石膏 20g | 麦冬 12g | 酒大黄 12g |
| 白芍 12g | 川楝子 6g | 苍术 9g | 枳壳 12g |

7 剂

按：方中除养阴清热、化痰降逆外，以薤白开中焦湿浊之气，苍术运化脾胃，川楝子以泄肝热，而浙贝母、枳壳以降肺气，通气机，7 剂后症状明显好转。后仍以调理肝胃为主，佐以养肝柔肝之品，如炒白芍、乌梅、女贞子、墨旱莲之类，并嘱其畅情志、少嗔怒。

### 案 20：养阴通气法治疗呃逆不止案

沈某，男，62 岁。主因呃逆不止就诊，患者胃脘部不适多年，曾行胃镜：反流性食管炎、慢性萎缩性胃炎；肠镜：结肠息肉。曾常年服用多种西药、中药等无明显好转，平素时有反酸烧心，夜间伴胁肋部胀满感，有时胀满难忍，影响睡眠，纳食一般，小便可，大便黏腻不爽。舌红稍大苔稍水滑，左脉弦细，沉取无力。右脉弦稍数，沉取尺脉滑大。

考虑气滞于胃脘，胃以通降为顺，通降失司，湿浊不能正常运化，日久则化热，气滞与湿浊相合凝滞于中焦，胃气不得降，上冲则见呃逆；中焦凝滞日久，积滞逐渐停留于肠腑，肠腑不通则胃气不降，再次加重呃逆症状，故见右尺脉滑大。左脉弦细而沉取无力，为阴分不足，心肝血虚且肾精亦亏耗，血虚失于濡养，精亏乏于填塞，肝经失养而络脉不得充盈贯通，故见夜间胁肋胀满、失眠等症状。治以养阴清热，降逆止呃，通腑泄浊。

| | | | |
|---|---|---|---|
| 生地黄 30g | 麦冬 15g | 北沙参 12g | 连翘 12g |
| 浙贝母 15g | 苍术 12g | 姜半夏 9g | 佩兰 10g |
| 黄连 9g | 吴茱萸 5g | 白芍 20g | 炙甘草 9g |
| 柴胡 9g | 紫苏梗 12g | 瓜蒌 15g | 酒大黄 12g |
| 焦槟榔 9g | 蒲公英 30g | | 7 剂 |

方中以养阴清热降胃热，以连翘、浙贝母清热开郁；佐以左金丸以疗反酸；入酒大黄、焦槟榔以通腑泄浊。

二诊：自诉服药后呃逆好转，胁肋部胀满感消失，舌红稍大苔滑，左脉弦象已减，仍偏弱，沉取无力，右脉弦数象已无，沉取弱，尺脉稍滑。考虑服药后郁热之象已退，肠腑已通，胃气稍降，湿浊减退，但脾胃本虚之象暴露，呃逆仍在。故变方为化湿和中，健脾益气为主，佐以清肝之品。

| | | | |
|---|---|---|---|
| 苍术 15g | 姜半夏 9g | 藿香 12g | 佩兰 12g |
| 旋覆花 15g | 代赭石 30g | 党参 15g | 焦白术 15g |
| 干姜 12g | 茯苓 15g | 生薏苡仁 30g | 牡丹皮 12g |
| 炙甘草 6g | 柴胡 9g | | 7 剂 |

按：服药后症状好转，逐渐以补气健脾化浊，养血柔肝安神之剂调理。所苦之疾病渐渐向愈。此患者有胃脘气滞痰浊凝滞，肠腑不通的标实证，待标实祛除之后，脾胃亏虚的本虚之象显露，因胃脘疾病日久不

得痊愈，化生气血之力匮乏，故转方为健脾益气，培补中焦，使中焦之气旺盛，则周流无碍；待脾胃运化有度，湿浊逐渐化去，再加以养血柔肝、补心安神之药，夯实气血津液。临证有时需要抽丝剥茧，层层递进，不可操之过急，无的放矢。

### 案21：补肝降肺法治疗腹部膨然案

刘某，女，90岁。主诉腹胀明显，膨然作响，按之胀满更甚，伴有短气，活动后喘息明显，无反酸烧心，无恶心呕吐，纳食尚可，睡眠稍差，小便可，大便干结。舌淡红苔薄，脉象双关弦劲，左寸弱，左脉沉取无力。考虑年高素体阴血不足，肝肾亏虚，肝阴虚而不能制阳，攻冲横逆则犯脾胃，中焦气机失司，故气闭于内而见腹胀膨隆，此为气鼓。气喘者，因为肝气上冲太过，木无所制而上犯肺金，肺气不降，故见喘息，动则加剧。患者已至耄耋之年，双关弦劲有力为欠柔缓冲和之象，并非肝气亢盛之实证，立法以补肝阴，降肺气，镇肝阳为主，佐以理气之品。

| | | | |
|---|---|---|---|
| 生地黄 30g | 北沙参 15g | 麦冬 15g | 枳壳 12g |
| 浙贝母 12g | 桑白皮 20g | 山茱萸 30g | 石斛 15g |
| 乌梅 9g | 桔梗 12g | 厚朴 9g | 女贞子 30g |
| 白芍 20g | 焦神曲 15g | 瓜蒌 20g | 代赭石 20g |

7剂

二诊：服药后患者自诉腹胀明显好转，按之膨胀感大减，便秘较前好转。平素汗出较多，舌脉较前无明显变化，前方减去理气之品，加入清热生津，潜阳敛阴之品以培补肝肾。

| | | | |
|---|---|---|---|
| 生地黄 30g | 北沙参 15g | 麦冬 18g | 枳壳 12g |
| 浙贝母 15g | 桑白皮 20g | 山茱萸 30g | 桔梗 12g |
| 女贞子 30g | 石斛 15g | 白芍 30g | 瓜蒌 20g |
| 代赭石 20g | 生牡蛎 30g | 龟甲 12g | 生石膏 20g |

7剂

按：此案除立足滋养阴血治法之外，酌加桑白皮清肺顺气，桔梗配枳壳以调畅气机，白芍酸敛柔肝以消胀，瓜蒌可降肺气通肠腑，使郁闭可随大便而泄。虽为腹胀膨然，但未用破气消胀泻肝之药，此时柴胡疏肝散之辈不可轻投。当从根本病机入手，不然辛温行气必耗伤阴血，愈行愈胀，久不能瘳。我在临床中通腑泄浊喜用瓜蒌这味药，具有润肺、化痰、散结、滑肠的作用，古人称之可"开胸痹"，其实是从瓜蒌薤白剂中得出，可以导痰浊污垢下行。《本草便读》记载："瓜蒌，性味与花粉相同，惟润降之功过之。故凡上焦郁热，垢腻痰火咳嗽等证，皆可用之。"我使用时全瓜蒌入药，不分皮、仁，临床中遇到胸中滞闷、口苦口黏、胃脘灼热、烧心反酸、大便黏腻不爽或秘结等病证，大量用之，效果非凡。此外，此药也有疏肝、润燥、缓急之功。《重庆堂随笔》曰："栝楼实，润燥开结，荡热涤痰，夫人知之；而不知其舒肝郁，润肝燥，平肝逆，缓肝急之功有独擅也。"

### 案 22：泻实火、养阴血法治疗腹胀案

蔡某，女，74 岁，主诉腹胀不适多年，无腹痛腹泻，伴有口干口热感，反觉食温较舒适，纳食尚可，失眠，小便偏黄，大便干。舌质偏红，少苔，右脉沉取关尺偏滑，左寸浮数，沉取三部偏细。考虑胃热日久而津液亏虚，肠腑失于濡润，胃属阳腑，喜凉润，以通畅为常，胃热而中焦不得肃降，凝聚于内故见胀满。脏腑深藏于内部，如果热邪困阻于内，上不得发越于外，下不得通畅而排出，虽然服用温性食物后自觉舒适，此为以热引热，内脏病邪之所求，如给予温通补益之药，则犹如火上浇油，得暂时舒适而郁热愈加愈重。舌红少苔，且左脉沉取偏细，则为心肝血虚之象，左寸浮数为心经虚火上炎，热移小肠而见小便黄。因久病不能速愈，故治以两层，一则清胃热、通肠腑，使邪热有出路，二则养阴血、泄心火。《内经》云："热淫于内，治以咸寒，佐以甘苦，以酸收之，以苦发之。"故治疗上清热与养阴并用，通腑与泄浊共施。

| | | | |
|---|---|---|---|
| 生石膏 15g | 麦冬 15g | 知母 12g | 焦槟榔 12g |
| 酒大黄 12g | 生地黄 30g | 栀子 9g | 淡竹叶 12g |
| 山茱萸 20g | 白芍 30g | 炙甘草 12g | 龟甲 15g |
| 女贞子 20g | 白茅根 30g | 瓜蒌 15g | 冬瓜子 15g |

7 剂

7 剂后诸症大减，以前方加减善后。

按：孙一奎曾言："热痛者，热手按而不已，脉洪大而数，时痛时止

时吐也。然有得热物而痛亦止者,盖辛热能冲开郁结,气道疏通暂得少愈,但阴血日亏,燥火愈炽,不久复发,迁延岁月,此为积热。"临证中有众多患者言不能饮冷,但内觉燥热,此为郁火,当治以清泄内热,佐以辛温宣散,有"火郁发之"之意。故上方中少加香附、川芎、姜黄等开散之,见效更捷。

### 案23:加减乌梅丸治疗多年胃溃疡,溃疡性结肠炎案

马某,男,59岁,自诉腹痛、腹胀、大便不调20余年。曾于外院行胃肠镜诊断为胃溃疡、溃疡性结肠炎,服用多种中西药未见明显好转,病情时轻时重,痛苦不堪。现时有腹痛腹胀,大便干稀不调,舌淡红苔薄白,左脉弦缓,右脉沉弦。此为寒热错杂,气滞湿浊,病久不能痊愈,为药不对症,且已有脾胃气虚,肠道失濡之暗象,先治以乌梅丸补虚祛实、寒热并调,处方如下。

| | | | |
|---|---|---|---|
| 乌梅 12g | 细辛 6g | 花椒 10g | 防己 15g |
| 桂枝 15g | 黄连 9g | 黄柏 9g | 当归 15g |
| 党参 20g | 干姜 15g | 附子 9g | 萆薢 9g |
| 厚朴 9g | 生薏苡仁 30g | 苍术 15g | 肉苁蓉 15g |
| 僵蚕 15g | 败酱草 20g | 补骨脂 10g | 14剂 |

按:患者复诊时自诉症状大为缓解,多年以来未如此舒畅,继续调理善后,后酌加黄精、山药、灶心土等培补脾土,大血藤、芡实、炒薏苡仁、石斛、玉竹等生津濡润。胃肠道疾病,病久必然虚实并存,寒热错杂,乌梅丸可作为首选方药,注意药物剂量要根据患者体质强弱、寒热多寡进行调整,因患者同时存在腰酸乏力等,故酌加补肾运脾之品,且补肾又可温下焦而止腹泻,可一举两得。薏苡附子败酱散对久病积滞于内者颇有效果,可以一试。败酱草此药自古就有记载,《名医别录》曰:"主除痈肿,浮肿,结热,风痹,不足,产后疾痛。"《本草正义》曰:"此草有陈腐气,故以败酱得名。能清热泄结,利水消肿,破瘀排脓。惟宜于实热之体。"其实,此药并非大寒之品,我在临床中多用于胃脘灼热、大便不利或黏滞不畅等胃肠道疾病,以及尿路感染、慢性肾炎、妇科炎症也多用之,效果不错。

### 案 24：宣肺通腑法治疗多年便秘案

孙某，女，38 岁。自诉青春期开始出现便秘，迁延已十五年余，除便秘外无任何不适，大便 5～7 天一次，但不甚干燥，曾自服多种通便药不能缓解，服用泻药后大便可行，但随即便秘再次出现。近年患有过敏性鼻炎，舌淡红苔薄白，右寸浮滑，关脉滑，尺弱，左寸关滑。此为肺气不降、腑气不通之证，以润肺降气之紫菀、桑白皮、枇杷叶，加千金苇茎汤之桃仁、冬瓜子、芦根，佐以疗过敏验方，合而治之。

| | | | |
|---|---|---|---|
| 紫菀 20g | 桑白皮 15g | 桔梗 12g | 僵蚕 15g |
| 鳖甲 15g | 墨旱莲 20g | 豨莶草 20g | 乌梅 10g |
| 徐长卿 20g | 紫草 12g | 紫苏梗 9g | 冬瓜子 18g |
| 桃仁 10g | 胡黄连 9g | 枳实 10g | 枇杷叶 15g |
| 芦根 30g | | | |

7 日后复诊，诉服药后大便每日 1 次，已无所苦，因过敏性鼻炎日久，故特来复诊。加辛香通窍之辛夷、白芷，佐消瘀散结之三棱、莪术，以松动病根，扫除顽痰固结。

按：北宋蔡元长苦大肠密固，市医用紫菀研磨而治之。该患者右寸浮滑，右尺沉弱，故病在肺气不降，并非肠腑壅滞，治疗主以润肺降气，肺气降而大便通，方中未用硝、黄之类，病机非燥热内结。除宣肺润肺通腑之外，尚有抗过敏之鳖甲、墨旱莲、豨莶草、乌梅、徐长卿、紫草等，此为干祖望治疗顽固性过敏性鼻炎验方，考虑其肺气不通与肠腑失司关系密切，故过敏性鼻炎同时加以治之。便秘虽为小疾，但影响日常工作和生活，古人将其分为寒热虚实等证，选方如温脾汤、承气汤、增液汤、润肠丸、济川煎、半硫丸等，临证中也可见到因肺气不降而用降肺润肠法，肝气郁滞而用疏肝行气通腑法，以及因抑郁或焦虑病证导致便秘与腹泻交替，而选择调畅情志、宁心安神法，审查病机，剖析细致，才能达到较好的效果。

### 案 25：补虚邪实相兼法治疗反复腹泻案

白某，女，83 岁，长期血液透析患者，无明显诱因出现腹泻，每日 5～10 次，大便臭秽，夹有不消化食物，口干口渴，时有腹部灼热感伴疼痛，纳食差，舌红苔白厚干，脉右偏弱，左脉未及（动静脉内瘘术后）。

考虑患者虽然高龄，但腹泻时大便臭秽，夹有不消化食物，应为湿热积滞胃肠，传导失司，湿热壅滞日久，伤津耗气，故口干口渴。虽有病久体虚之本相，但现以湿热积滞之实证为主要表现，当治以清热燥湿，祛浊化湿，佐以健脾胃消导之品。

初诊方

| | | | |
|---|---|---|---|
| 瓜蒌 24g | 黄连 9g | 清半夏 9g | 枳实 15g |
| 生白术 20g | 柴胡 15g | 黄芩 15g | 生大黄 9g |
| 黄柏 12g | 秦皮 15g | 紫苏叶 12g | 白头翁 20g |
| 马齿苋 30g | 败酱草 24g | 鸡内金 20g | 人参 20g |
| | | | 7 剂 |

二诊方

| | | | |
|---|---|---|---|
| 柴胡 9g | 黄芩 12g | 枳实 15g | 清半夏 9g |
| 白芍 30g | 炙甘草 15g | 秦皮 15g | 白头翁 20g |
| 乌梅 30g | 鸡内金 30g | 当归 20g | 木香 9g |
| 薄荷 9g | 阿胶 10g | 吴茱萸 5g | 炮姜 15g |
| | | | 7 剂 |

三诊方

| | | | |
|---|---|---|---|
| 党参 15g | 苍术 12g | 茯苓 12g | 柴胡 12g |
| 黄芩 12g | 桂枝 15g | 白芍 20g | 薄荷 9g |
| 防风 6g | 鸡内金 20g | 虎杖 12g | 白头翁 12g |
| 吴茱萸 5g | 川椒 9g | | 7 剂 |

四诊方

| | | | |
|---|---|---|---|
| 党参 12g | 生白术 15g | 茯苓 20g | 葛根 12g |
| 黄连 15g | 瓜蒌 15g | 桂枝 12g | 黄柏 9g |
| 干姜 6g | 秦皮 9g | 乌梅 15g | 白芍 15g |
| 青皮 9g | 川椒 6g | | 7 剂 |

按：治疗过程中，首先以大柴胡汤合白头翁汤加减，加马齿苋、败酱草等以清热利湿，效果尚可，腹泻次数逐渐减少，舌苔逐渐化去。后加用阿胶、白芍以养阴，防止利多伤阴，佐吴茱萸、炮姜以温阳止泻。

三诊调整方药，考虑舌苔已化去大半，但仍有湿热积滞未完全祛除，但正虚之象已逐渐显露，故减少清热利湿之品，改为四君子以顾护中焦，白芍、乌梅顾阴，仍用小陷胸汤以清化痰热。整个疗程一直使用清透肝热、疏肝祛风之品，因风可祛湿，疏肝以止泻。长期行血液透析患者，多存在气阴两虚或阴阳两虚，但不可因为久病体虚妄然使用补虚之品，湿热内蕴、肠道积滞、瘀血阻络者也并非少见。古人云：不可将一"虚"字横于胸中，不以临证实际为准，势必不逮。

### 案 26：平补脾胃法治疗慢性腹泻案

王某，男，77 岁。患者无明显诱因出现腹泻，大便不成形，无明显腹痛，平素乏力，活动后明显。纳食一般，失眠，小便黄。舌淡苔薄白，右脉沉而无力，尺脉稍滑，左寸弱，沉取关脉稍旺。考虑脾胃亏虚，运化之力失司，湿浊内蕴，日久下注于肠道，故见腹泻；左关稍旺则为肝气郁结不得宣畅，肝木不能疏脾土，故脾胃更不得养；左寸弱则心血不足，心神不养故见失眠。中焦不仅化生气血营养全身，同时运化水湿以保津液正常代谢，所谓脾胃不和，百病丛生，所见疾病不仅是乏力、纳差、腹泻等脾胃系统症状，还可见到土不生金的气短、汗出等肺系症状，固摄不足的遗尿、遗精、带下等下焦症状，以及气不生血的心悸、怔忡、失眠等心系症状。诸症蜂起，治疗当立足中焦脾胃，以益气健脾，祛湿化浊为法，疗其腹泻，再议善后之法。

| | | | |
|---|---|---|---|
| 太子参 20g | 苍术 15g | 焦白术 15g | 茯苓 15g |
| 藿香 10g | 佩兰 10g | 炒白扁豆 20g | 陈皮 9g |
| 山药 12g | 砂仁 10g | 附子 6g | 石菖蒲 15g |
| 木香 6g | 龙眼肉 15g | 生姜 12g | 大枣 10g |
| 生黄芪 20g | | | |

按：处方以参苓白术散、归脾汤加减，佐以藿香、佩兰以化湿，炮附子以温阳祛寒。此患者素体气血虚弱，不堪大攻大伐，且用药当选平和之品，以素淡冲和之意补养脾胃，嘱其平素多食山药、莲子肉、芡实等以滋补先后天之本，调畅情志，颐养天年。关于脾阴的论述，吴澄《不居集》曰："虚劳日久，诸药不效，而所赖以无恐者，胃气也。"他认为

许多医家不经辨证便以东垣温补之法统治脾胃疾病，滥用、误用温补方药，导致伤阴化燥。因此，指出"脾虚有阴阳之分"，如脾虚胃弱，肢体困倦，如脉象数而不清，滑而无力，伴有胃中嘈杂，大便秘结，或多食易饥，属脾阴亏虚，本经血虚胃热，应当以清补为主。而且自拟理脾益营汤、味补汤、中和理阴汤、理脾阴正方等方，如中和理阴汤："主治中气虚弱，脾胃大亏，饮食短少，痰嗽失血，泄泻腹胀，不任芪、术、归、地者"，方用"人参一钱，燕窝五钱，山药、扁豆各一钱，莲肉二钱，老米三钱"。其喜用人参、山药、白扁豆、莲子肉、炒白芍、荷叶、老米、燕窝等，冲淡平和，清补柔顺。吴澄的理脾阴观点，补充和完善了李东垣脾胃学说，与叶天士的"养胃阴"之说相得益彰，丰富和发展了中医虚损病证的辨治，对于临床以后实际应用意义。

### 案 27：补气健脾、疏肝解毒法治疗肝功能异常案

高某，男，64 岁，患者平素服用他汀类降脂药，近期出现胁肋部胀满不适、肌肉疼痛等，查肝功能提示 ASL、ALT 明显升高，伴有血尿酸升高。嘱其停用降脂药，查其舌脉为舌淡苔薄白，两脉沉弦而细。当为脾胃亏虚、肝气失和，治以健脾养胃、疏肝理气为主。以大剂量黄精为主药以滋养脾胃气阴，党参、白术、山药、焦神曲补气健脾和胃，配合白芍、木瓜、五味子以酸甘收敛柔肝，佐以柴胡、黄芩舒畅肝气、调和少阳，加赤芍、香附、丝瓜络、僵蚕、拳参以理气活血通络、解毒祛浊。

| | | | |
|---|---|---|---|
| 柴胡 9g | 黄芩 12g | 赤芍 15g | 焦神曲 15g |
| 苍术 15g | 五味子 9g | 香附 9g | 丝瓜络 30g |
| 木瓜 20g | 白芍 15g | 拳参 10g | 黄精 40g |
| 党参 20g | 白术 15g | 山药 20g | 僵蚕 15g |
| 蚕沙 15g | | | 7 剂 |

二诊：服药后胁肋部胀满感消失，肌肉酸痛消失，自诉食欲竟较前明显好转。复查肝功能已降至正常，舌脉同前，故守法守方，加灶心土以温厚脾胃之气，鸡血藤以活血养血。

按：患者形瘦体弱，面色暗黄，舌淡苔薄白，两脉沉细而弦，虽然以肝功能异常为主，实属于中毒性肝损害，但中医辨证应为脾胃亏虚为

主，稍有肝气不和，故不可用大剂量清热解毒、活血化瘀之品，势必损伤中焦之气，使病情再次恶化。立足中焦脾胃，稍佐理气化浊之品，有主有次，方能见效迅速。

或有问者，停药后肝功能可自行恢复，何必用药？又何言为中药之功？答曰：患者形瘦体弱，自行恢复之力甚差，如失于顾护，迁延日久而为痼疾，为之奈何？至于所言中药有功效者，因患者自诉曾有过 ASL、ALT 升高，但从未降低如此之快，且 GGT 以升高多年，从未下降，此次复查明显降低，患者主动言之，可以佐证矣。

## 三、肾系疾病

### 案 28：活血化瘀法治疗顽固性水肿案

杨某，女，58 岁，水肿多年，时轻时重，曾查尿常规、肝肾功能、甲状腺功能均未见异常。水肿以颜面部、双下肢为重，尤其是劳累以后，颜面部水肿更加明显，心前区满闷感，初为之诊治，舌质暗淡，苔薄白，两手脉弱。

初诊：考虑患者劳累后水肿加重，且两手脉弱，属于脾肾两虚，水湿不化，停滞于体内，故见水肿，治以健脾益肾，利水消肿为法，方以生黄芪、党参、茯苓、猪苓、泽泻、菟丝子、山茱萸、紫苏叶、麻黄等为主，但未见明显效果。

二诊：患者自诉时有胸闷，考虑健脾益肾之法效果不显，可能存在上焦气机宣降失司，故转方为开宣上焦、调畅肺气为主，以麻杏石甘汤进行加减，水肿稍见好转，但效果仍不明显。

三诊：两次处方未能取得明显效果，思绪良久，患者非气虚水停，亦非肺气郁闭，常规惯性思路可能有误，思虑良久，脑海中猛然乍现王清任之血府逐瘀汤，水不利则血脉郁滞，气血水道不利故见水肿，亦可见胸闷之症状，故以麻杏石甘汤合血府逐瘀汤，10 剂效果较前明显好转，后以血府逐瘀汤加减善后。

按：水肿日久，血脉不利，瘀血互结，初诊考虑水肿于劳累后加重，两脉沉弱，故断为虚象。但脉象可能存在两种情况，一是确有本虚，但因为水邪、瘀血阻滞于内，虽补不能受，故用之无效，且补气健脾之药服后反而有胀满感；二是水邪瘀血等邪气阻滞气机，使气血之象不能外达，出现脉象沉弱。一为正虚，一为邪实，二者相差远矣！临证中难免会有先入为主的思想，但思路要灵活，除非长期慢性病、虚损性疾病，否则效果未见缓解，应及时更换思路，拓宽眼光，不能固守一法。

### 案 29：补气升阳法治疗劳累后水肿案

田某，女，57 岁，外出旅游劳累后出现颜面部、双下肢水肿，伴有四肢沉重乏力，活动后明显，行检查显示下肢静脉功能不全，纳眠一般，二便调。舌淡红苔薄白，右脉沉弦，左脉沉弱。此为气虚清阳不升，水湿运化失司，治以补气升阳利水法，处方如下。

| | | | |
|---|---|---|---|
| 生黄芪 40g | 五味子 9g | 知母 15g | 泽泻 12g |
| 泽兰 15g | 葛根 15g | 茯苓皮 30g | 冬瓜皮 20g |
| 木香 10g | 桃仁 10g | 川牛膝 20g | 独活 12g |
| 延胡索 12g | 升麻 9g | 柴胡 9g | 猪苓 10g |
| 水红花子 12g | | | |

1 周后病退大半，水肿消失，周身不适感明显好转。

按：该患者以东垣法治之，加泽兰、水红花子活血化瘀，兼有利水之功，此法甚佳。今人多有劳累之后双下肢肿胀，晨轻暮重，病机多为气虚不能固摄，兼有湿浊下注，但日久湿浊阻碍气血，瘀血凝滞于下肢，故水肿久久不去。如有血竭也可加用，此药又名"麒麟竭""骐驎竭"，具有散瘀定痛、止血、生肌敛疮的功效。《本草纲目》曰："骐驎竭，木之脂液，如人之膏血，其味甘咸而走血，盖手足厥阴药也。肝与心包皆主血故尔。河间刘氏云，血竭除血痛，为和血之圣药是矣。乳香、没药，虽主血病，而兼入气分，此则专于血分者也。"临证中对于下肢瘀血凝滞日久，盘根错节于经络之间的顽痰死血具有很好的疗效，可用于血管闭塞性脉管炎、下肢静脉曲张等疾病，疗效非凡。

### 案 30：补气运脾法治疗肾病水肿案

王某，男，51 岁，原发病为 1 型糖尿病、糖尿病肾病 V 期、慢性肾功能不全衰竭期，入院时血肌酐为 265μmol/L，血浆白蛋白 26.5g/L，24

小时尿蛋白定量为3.3g，患者全身高度水肿，面色㿠白，乏力，纳差，腹胀难忍，时有胸闷憋气，活动后加重，伴有夜间阵发性呼吸困难，相关检查可见胸腔积液、心包积液、心功能低下。入院后经过西医利尿消肿、补充白蛋白、保护肾功能等治疗，但效果欠佳，患者水肿未见明显好转，仍有腹胀、纳差、乏力，且增加恶心呕吐、咳嗽等症状。舌淡苔白，脉沉细兼数。

本例患者诊治期间，笔者恰好正在阅读南方医家书籍，有些医家治病多从脾肾入手，且结合当地多湿多热的气候特点，选择以六君子汤加减，并以苍术之辛温燥烈换白术之健脾，并加用菟丝子、杜仲、桑寄生以平补肝肾，当归、鸡血藤以养血活血；且对水肿等见气虚水湿不化者，用生黄芪60～200g以补气固表行水，且言生黄芪可补肾气，湿热较盛者加用生薏苡仁100～300g，效果尚可。我采用此思路，认为患者的实际病机为脾阳不振，肺脾肾失调，水湿弥漫三焦，故从中焦枢纽入手，斡旋气机，这样不仅可以用补气健脾利湿的方法治本，还可以让中焦健旺后运化药物的作用加强。初诊处方以补气健脾、利水渗湿为主。

| | | | |
|---|---|---|---|
| 生黄芪 45g | 党参 15g | 木香 9g | 砂仁 12g |
| 苍术 15g | 姜半夏 9g | 厚朴 15g | 陈皮 15g |
| 茯苓 45g | 猪苓 20g | 泽泻 20g | 旋覆花 12g |
| 防风 9g | 防己 15g | 肉桂 6g | 7剂 |

此方以六君子汤、防己黄芪汤合五苓散加减，本意为健脾利湿、补气行水，用肉桂以温化下焦水湿，旋覆花以止呕，后曾加入枇杷叶以降气止咳、葶苈子以清肺泄水。

患者服用上药加减后未见呕吐，尿量较前增多，纳食好转，诉服药后腹胀较明显。经反复思考，可能因中焦气虚，木香、砂仁、厚朴虽可以温中行气，但行气则耗气，患者本身脾气弱而湿浊困，水湿上凌心肺可见咳嗽、心悸，且再用行气之品难免腹胀再加重，故去木香、砂仁、厚朴、枇杷叶、葶苈子，仅以补气健脾、利水消肿为主，佐以补肾固涩之品，防止阳气随尿出而愈加亏虚，尿中精微流失更甚，方药调整如下。

| | | | |
|---|---|---|---|
| 生黄芪 60g | 党参 30g | 苍术 20g | 白术 20g |
| 清半夏 9g | 山药 15g | 茯苓 60g | 陈皮 15g |

| 菟丝子 50g | 酒当归 20g | 鸡血藤 30g | 桂枝 15g |
| 杜仲 20g | 桑寄生 20g | 芡实 20g | 金樱子 12g |
| | | | 7 剂 |

并用牵牛子 20g、白芥子 9g、肉桂 10g、莱菔子 30g，黄酒调末外敷神阙穴，以达到行气利水消胀之效。

服药后症状大为好转，继续守方以巩固疗效。

按：很多医家对糖尿病的病机多认为是阴虚为本，燥热为标，分为上、中、下三消，临床多采用滋阴润燥，降火泄热的方药，如玉液汤、沙参麦冬汤、玉女煎、清胃散、知柏地黄丸等，且采用黄连、黄芩、葛根等清热燥湿泻火，临床可见些许效果。笔者在临床中也确实见到过以上述表现为主的患者，采用上述方法也可取效，目前以此方法治疗糖尿病者甚多，且有专病专方之势，一见糖尿病之口干多饮、自觉发热，舌红苔少之象，便用滋阴清热之法。即便确实以此病机为多，但口干多饮、自觉发热之象也可因脾气弱而运化水液精微失司，不能上乘口咽而致，或可因水湿困阻日久而郁热渐生，脉象可见数象。深究其病机，并非皆为阴虚燥热，某些患者采用健脾益气化湿的方法效果亦可，以中医消渴病理论对标西医糖尿病并不能完全等同，古人称胰脏也归属于脾的范畴，所谓"脾散精"，脾气亏虚、脾阴耗损都会影响到脾散精的功能。对于某病的认知不能执此一端。且浮取较大的脉象，亦可为脾肾亏虚、浮阳在外之象，"脉大为劳"说的就是这个道理，仲景采用的是小建中汤、肾气丸、薯蓣丸等药物，总归是偏于温补脾肾，并非滋阴润燥为主。所以，在临床应用中还是应该以事实为依据，辨证论治。

此外，宋孝志在论虚劳中也论及了相关观点，认为虚劳应以脾肾为主，脾肾之本尚未亏虚衰竭，尚可恢复，一旦脾肾受累则疾病难以痊愈。温补并非温阳，温补可选择尽量平和之品，如菟丝子、杜仲、桑寄生、山茱萸、枸杞子等，尽量不选择锁阳、仙茅、淫羊藿等，且上面说的均为温补之品，肉桂、附子等药物虽然大热，但并无养肾滋补之功，不能温补肾之体，可用于阴寒凝滞、肾阳衰微，破阴回阳，为直接温阳散寒之药物，类似于黄连、黄芩对于实热证苦寒直折的功效。滋阴固然重要，但温补也是根本大法。

### 案 31：清热通络利湿法治疗浮肿案

孙某，女，57 岁。自诉双下肢无力，活动后明显，双手憋胀感，手指不能弯曲，晨起较重，平素尚有失眠、小便不利等症状。舌苔正常，两寸脉浮滑，关尺较弱。考虑为痰浊郁热闭阻经络，气血为之凝滞不通，且年过半百，阴血减亏，暂仿薛生白湿热入络合孟英祛痰热之法。以瓜蒌、浙贝母、菖蒲、连翘之类清热化痰祛浊；柴胡、枳壳、青皮以行气通达；威灵仙、防己、鸡血藤、丝瓜络以通络行水。二诊诸证大减，双手憋胀感消失，失眠、乏力好转，原方加补血柔肝、补肾潜藏以善后。

| | | | |
|---|---|---|---|
| 瓜蒌 24g | 浙贝母 10g | 石菖蒲 15g | 连翘 20g |
| 黄芩 15g | 竹茹 20g | 柴胡 10g | 枳壳 10g |
| 青皮 10g | 威灵仙 30g | 防己 12g | 鸡血藤 40g |
| 丝瓜络 20g | 秦艽 15g | 生薏苡仁 30g | 牛膝 20g |
| 大豆黄卷 15g | 蚕沙 20g | | 14 剂 |

按：临床中此类患者颇多，多见于中年女性，此病多因气滞湿浊日久不化，痰浊无处宣泄所致，气滞痰浊阻滞血脉运行，则瘀血渐生。治疗此种病证，当行气通畅、化痰通络，佐以活血化瘀，通畅经络经隧之间的水气痰浊，古方天仙藤散亦可用之。此类患者药轻则无效，因病久而痰气胶结，故方药不能流于清淡；因疾病于经隧筋骨之间，故用药亦不可过重，不然病所错失，亦不能取效。枳壳、青皮、鸡血藤、防己、大豆黄卷、威灵仙、忍冬藤之类颇合，可酌加使用，笔者临证中所用实多，故此一记。

### 案 32：补气升阳、补肾化湿治疗夜尿频多案

谢某，男，65 岁。主诉夜尿频多，每晚 7～8 次，但尿量少而点滴不畅，因夜尿频而严重影响睡眠，苦不堪言。舌红苔薄黄，右脉弦大沉而无力，左脉沉弦。脉诊后问之阴囊潮湿否？答曰：然。此为气虚而湿热下陷，且伴下焦精血不足。仿东垣之法以补气升清阳，佐以清热燥湿，补益下焦。

| | | | |
|---|---|---|---|
| 黄精 40g | 生黄芪 20g | 升麻 9g | 柴胡 9g |
| 泽泻 12g | 防风 15g | 葛根 20g | 海蛤壳 15g |

| 生牡蛎 30g | 熟地黄 20g | 当归 15g | 知母 12g |
| 黄柏 9g | 炒白芍 15g | 水蛭 3g | 滑石 15g |
| 苦参 9g | 乌梅 10g | | 14 剂 |

二诊：自诉服药后夜尿频多减轻十之七八，仍有腰酸乏力之症状。考虑湿热已祛除大半，原方稍作加减继续治疗。

三诊：湿热已经祛除大半，现夜尿仅仅 2 次，患者喜笑颜开，要求巩固疗效，前方仍以补气升阳，补益肝肾为主，加收敛固涩之品。

| 黄精 40g | 生黄芪 20g | 升麻 9g | 泽泻 12g |
| 防风 15g | 葛根 20g | 海蛤壳 15g | 生薏苡仁 18g |
| 煅牡蛎 30g | 知母 12g | 黄柏 9g | 水蛭 3g |
| 滑石 15g | 苦参 9g | 骨碎补 15g | 桑螵蛸 20g |
| 生地黄 30g | 菟丝子 30g | 山茱萸 15g | |

按：老年夜尿频多，可因肾虚，可因湿热，亦可因气虚湿浊下注所致。如有湿热瘀血下注阻滞，暂不予补肾升提固涩之品，不然邪实不去，补益固涩反为害也，故在补气升阳基础上加清热利湿活血之品，为东垣心法之变方。湿热祛除之后，再议补肾固摄，此为阶段性治疗方法。其中，对于下焦肝肾阴分有瘀滞的情况，如中老年男性前列腺疾病，常用水蛭以活血化瘀，消除癥瘕积聚。《本草经疏》云："水蛭，味咸苦气平，有大毒，血蓄膀胱，则水道不通，血散而膀胱得气化之职，水道不求其利而自利矣。"但该药并非大毒之品，徐灵胎在《本草经百种录》中说："水蛭最喜食人之血，而性又迟缓善入，迟缓则生血不伤，善入则坚积易破，借其力以攻积久之滞，自有利而无害也。"临证中可先以小剂量用之，如无不良反应，可逐渐加大剂量，此外，水蛭气味腥臭，多以丸散入药，需要注意。凡临证处方，以患者实际情况为主，先入为主不可取，不可见年老以为虚，实证者大有人在，不可犯虚虚实实之误。

### 案 33：滋阴潜阳法治疗盗汗、尿频久治不愈案

刘某，男，79 岁，主因"发现血糖升高 20 年，尿蛋白 5 年"入院，既往冠心病冠脉搭桥术后、高血压病等多种病史，入院后主诉最大的痛

苦为盗汗十分明显，头部为主，伴有夜尿频多，夜间大约每小时解小便一次，曾至多处就诊未有效果，且平素血糖控制不佳，大便尚可。其舌淡苔稍水滑，两脉弦滑，左脉为主，但沉取无力，沉取右尺滑带数。考虑应为阴虚日久，不能敛阳，导致阳亢于上，故见头汗出，夜间明显；右尺沉取滑数，应为下焦阴虚，火热煎灼，扰动精气，故见尿频。治疗当以滋阴潜阳为主，以吴鞠通二甲复脉汤加减，佐以牡丹皮、栀子以清泄肝中相火，滑石清热通淋，玄参敛浮游之火，更佐以枇杷叶以清肺肃降，使阴液肃下而润泽周身，肺朝百脉之功更畅；且恐药物过于寒凉滋腻，阻碍中焦运化，佐以焦白术以健脾运药，处方如下。

| | | | |
|---|---|---|---|
| 麦冬 12g | 生地黄 30g | 北沙参 12g | 天冬 15g |
| 牡丹皮 15g | 生栀子 9g | 淡竹叶 9g | 生牡蛎 30g |
| 枇杷叶 12g | 龟甲 20g | 滑石 12g | 当归 12g |
| 玄参 12g | 焦白术 15g | | |

二诊：7 剂之后盗汗、尿频好转，原来每晚因盗汗需要更换毛巾 5 次，现换毛巾 3 次，小便频次减为每晚 3 次，自觉周身燥热难耐症状明显好转，继续以滋阴潜阳为主，后加入水牛角、玄参之类以凉血清热生津。

按：此患者病程日久，阴虚阳亢明显，阴虚逐步加重，龙雷之火上越，虚阳亢于上而不得敛降，滋养阴血同时当佐以清热或潜阳之品，选择加减复脉汤、大定风珠之类较为合适。《慎柔五书》中曾论述虚劳，其思想多继承于李东垣、薛立斋等，以温补为主，立足中焦脾胃，谓之元气充则百病退，言语虽偏激亦有可取之处。书中论及阴虚治法之时，谓知柏地黄丸不可随意应用，犹如热锅水涸，骤然注入凉水，易激裂锅体，类比医理尚可通达，故针对阴虚阳亢日久者，过于阴柔寒凉的方药应慎用。王孟英作为温病大家，其医案中治疗阴虚阳亢证，多于养阴清热中加用肉苁蓉之类，一是防止用药过于阴凉激裂，二是于大队滋阴药中加用温润养肾之品，使方药中具有流动之性，使药物更加易于起效，与胡慎柔所论有暗合之处，唯独遣方用药有异。此外，叶天士通补奇经法也可以多加参考，使用温润而不燥烈的药物进行补肾，如当归、肉苁蓉、菟丝子、沙苑子、杜仲、鹿茸等，有"余以柔剂阳药，通奇脉不滞"之论。笔者初学之时曾用知柏地黄丸之类方药也可见效，临证时长后方觉王孟英、叶天士之法更合实际，用法也较为灵活，可见读书与临证为相互印证过程，缺一不可。

### 案34：健脾化湿升阳法治疗尿浊案

李某，男，63岁。患者自诉小便混浊且气味臭秽，行相关检查均未见异常，平素乏力，腰酸，纳差，大便不调。舌淡红苔薄稍黄，两脉弦细，沉取无力。《黄帝内经》云："中气不足，溲便为之变。"考虑为中焦不足，气虚不固，日久气虚，湿浊不化，郁热渐生，故见尿液臭秽。治疗从中焦入手，健脾化湿，疏肝升阳，稍佐清热之品，处方如下。

| | | | |
|---|---|---|---|
| 党参 20g | 焦白术 15g | 苍术 9g | 蒲公英 30g |
| 焦槟榔 9g | 熟大黄 6g | 瓜蒌 10g | 清半夏 9g |
| 黄连 6g | 柴胡 9g | 升麻 6g | 干姜 9g |
| 防风 12g | 白芍 15g | 竹茹 12g | 青蒿 10g |

7 剂

二诊：患者自诉服用前方后尿浊明显好转，自诉尿液基本澄清，仍有腰酸乏力，失眠，纳差，大便不调，舌淡红苔薄，两脉弦细，沉取无力。可见药已对症，前方加大健脾补气药，并以补肾养血之品培本固原，处方如下。

| | | | |
|---|---|---|---|
| 党参 30g | 焦白术 20g | 苍术 9g | 蒲公英 30g |
| 熟大黄 6g | 瓜蒌 18g | 清半夏 9g | 黄连 9g |
| 升麻 6g | 干姜 9g | 防风 12g | 白芍 20g |
| 竹茹 12g | 当归 20g | 枸杞子 30g | 女贞子 30g |

7 剂

按：此患者为中气不足，清阳不升，湿浊化热下注所致，其实也可用东垣法补气升阳泻阴火，加知母、黄柏、泽泻等药。病久累及下焦精血，补益气分之时，当逐渐配合养血滋阴之品，填补稳固下焦，如补骨脂、益智仁、桑螵蛸、菟丝子之类，谨防出现脾肾两虚，湿浊内蕴之象。李东垣补气升阳、泻阴火、祛湿浊的思路在临床中应用十分广泛，他喜用生黄芪、人参大补元气，升麻、柴胡、葛根升举阳气，泽泻、猪苓、茯苓以利水渗湿，同时加知母、黄柏泻下焦火，或者用羌活、苍术、独活之类散除郁火等，这些也都是常规认识。但是升麻和柴胡未必是用来升提阳气的，如《本经》载升麻可以"主解百毒，辟温疾、障邪"。《名医别录》曰："主中恶腹痛，时气毒疠，头痛寒热，风肿诸毒，喉痛，口疮。"升麻具有清热、解毒、透散、辟秽等功效，如治疗阳毒发斑的升麻鳖甲汤、《千金方》中升麻与黄连合用等，而直到张元素、李东垣才认为其具有升提阳气的作用，其实是一种臆测的推论，可能认为升麻的命名中有"升"这一字眼，并且此药质地偏于轻浮上行，故认知有所偏差，近代裘沛然、姜春华等名老中医均有论述。此外，柴胡在《本经》中记载，具有"主心腹肠胃中结气，饮食积聚，寒热邪气，推陈致新"的作用，也就是说可以散邪行气、通畅三焦、解肌退热，也并不是有升提的功效，很多名医前辈也有明知见地，不再赘述。我在临床中开始的时候也使用升柴提升阳气，之后慢慢了解药物属性，开始用葛根、补骨脂、仙鹤草之类提升温补阳气，效果也尚可。

### 案35：健脾补肾化浊法治疗尿浊案

张某，女，66 岁。自诉尿液浑浊近十余年，至各大医院行检查均未见异常，曾自服多种中西药未见效果，现小便浑浊发黄，伴腰酸乏力，口苦口干，舌淡红苔薄白稍腻，两脉沉细，尺脉稍滑。此为脾肾两亏、湿浊下注，年高而阴气多不足，脾虚不能固摄，肾虚封藏失司，日久湿浊内生，困阻脾肾阳气，下焦清浊不分，故见尿液浑浊。治以健脾补肾，化湿祛浊，提升阳气。处方如下。

| | | | |
|---|---|---|---|
| 生黄芪 30g | 黄精 20g | 葛根 15g | 滑石 15g |
| 熟地黄 24g | 山茱萸 20g | 菟丝子 30g | 草薢 15g |
| 漏芦 15g | 白花蛇舌草 20g | 桃仁 12g | 水蛭 3g |
| 虎杖 10g | 海蛤壳 15g | 盐杜仲 20g | 川续断 20g |

按：患者尿浊多年，脾肾之精华随尿而泄出，日久则脾肾两亏，湿浊下注则化热扰动下焦，故脾肾精亏与湿热下注并存。古代中医典籍中有治疗尿浊的相关方剂，如孙思邈在《备急千金要方》中有首方剂为无比山药丸，原名"无比薯蓣丸"，主治"诸虚百损"，后因"薯蓣"二字讳名改为"山药"，后《太平惠民和剂局方》收录时改为"无比山药丸"。

该方由山药、肉苁蓉、五味子、菟丝子、杜仲、牛膝、泽泻、干地黄、山茱萸、茯神、巴戟天、赤石脂组成，具有温阳益精，补肾固摄的功效，近代也常用于尿浊的治疗，其偏于温补固涩，清化湿浊之力有所欠缺，可以佐以萆薢分清饮或者四妙丸以清热化湿。该患者处方以生黄芪、黄精配葛根以补气养阴、升提阳气，熟地黄、山茱萸、菟丝子以补肾填精，加虎杖、萆薢、海蛤壳、滑石以清热化湿，病久夹有瘀血，佐以桃仁、水蛭以活血通络。服药后症状大减，小便已变清澈，稍有腹胀，前方进退加减。

### 案36：大补气血法治疗慢性肾炎蛋白尿案

杨某，女，54岁。患者主诉蛋白尿数年，常年监测尿蛋白（++～+++），时有眼睑、双下肢水肿，乏力明显，下肢困顿，纳食可，小便黄且偏少，大便尚可。舌红苔薄，两脉较弱，双寸沉弱。从症状结合舌脉，考虑为气血不足，气虚大亏而固摄失司，运化失常而湿浊渐生，日久精微物质下陷，故漏下不止；血虚不得濡养，经脉运行不畅，故下肢困顿乏力。治以大剂补气养血，兼化湿利水活血。

| | | | |
|---|---|---|---|
| 生黄芪40g | 当归15g | 仙鹤草30g | 茯苓15g |
| 泽泻10g | 滑石12g | 连翘12g | 桃仁10g |
| 益母草12g | 党参15g | 芡实15g | 女贞子20g |
| 墨旱莲20g | 生薏苡仁30g | 冬瓜皮20g | 郁金15g |

7剂

按：服药后症状好转，加健脾益肾固涩之品善后。此案病机相对简单，治疗以大补气血为主，病久湿浊困顿，故以泽泻、滑石、生薏苡仁之类淡渗利湿，佐以补血养阴之二至丸、仙鹤草、当归等，加桃仁、郁金因病久血脉易于凝滞，不得流通，故暂时用之。淡渗利湿之品中病即止，不可久用，不然容易耗伤气血，加重疾病发展。此外，大剂补气养血药可配合升提之品，如葛根、补骨脂等，使清阳上升而精微不泻；再加芡实、金樱子、菟丝子、沙苑子等以补肾固涩精微，填充下焦精血，更能巩固疗效。慢性肾炎涉及病机较多，补气健脾、益肾固精是虚证的基本原则，但不能忽视下焦湿浊阻滞这一病机，精微物质漏下日久，伤及真阴真阳，势必阴阳失衡，致使水液浑浊，余热毒邪困顿于阴分不得解，故用药时需要酌加清热祛浊之品，如滑石、猪苓、白花蛇舌草、半枝莲、漏芦等，补肾益精固涩与清热利湿解毒同用，补中有利，方可周全。

### 案37：清热解毒法治疗血尿、蛋白尿案

宣某，男，32岁。5年前因血尿于外院行肾穿刺活检，诊断为"IgA肾病"，未服用激素及免疫抑制剂，血尿时轻时重，现血尿、蛋白尿，同时血肌酐已经升高。舌红苔薄白，两脉沉滑。考虑为热毒内结，下焦精微不固，治以清热解毒、透邪固涩为主，处方如下。

| | | | |
|---|---|---|---|
| 蒲公英 30g | 败酱草 20g | 僵蚕 15g | 白花蛇舌草 20g |
| 茜草 15g | 血余炭 10g | 生地黄 30g | 山茱萸 20g |
| 萆薢 15g | 车前子 15g | 桑螵蛸 15g | 二至丸 15g |
| 连翘 15g | 水牛角 20g | 金银花 9g | 14剂 |

按：上方加减进退，服药后24小时尿蛋白定量由0.36g降至0.29g，镜检红细胞由30～40/Hp降至6～8/Hp，血尿酸由519μmol/L降至466μmol/L，血肌酐由121μmol/L降至113μmol/L。中间未服用任何西药及其他药物。关于IgA肾病初起的中青年患者，笔者多从热毒扰动肾精入手进行辨治，此为肾络有热毒伏邪，如遇外感引动则内外相合而见血尿。故立法以清热解毒透邪为主，佐以收敛固涩之品。方中以蒲公英、败酱草、白花蛇舌草、金银花清热解毒走气分，水牛角、二至丸、生地黄清热凉血走血分，加僵蚕以透散伏邪，桑螵蛸、山茱萸以固涩，炭类以止血；病位在下焦，势必扰动津液而为湿浊，故加萆薢、车前子以分清泄浊。临证中此类患者甚多，医家多从肾虚不固、气虚下陷等论治，但笔者从热毒伏邪论治此病较多，有专文论之。

### 案38：通利化石止痛法治疗肾结石案

陈某，男，68岁。患者主因腰痛难忍就诊，于外院诊断为"双肾多发结石"，两脉弦滑稍数，舌红苔黄稍腻。考虑为湿热蕴结下焦，煎灼津液，凝滞气血，困阻腰府而为病，当急则治其标，以清热化石、行气止

痛为主，处方如下。

| | | | |
|---|---|---|---|
| 金钱草 60g | 海金沙 30g | 郁金 12g | 木香 10g |
| 乌药 12g | 王不留行 15g | 滑石 15g | 萆薢 20g |
| 桃仁 10g | 延胡索 10g | 乳香 9g | 鹿角霜 10g |
| 败酱草 20g | 肉桂 6g | 伸筋草 40g | 瞿麦 15g |

14 剂

按：肾结石颇为多见，医家多以四金排石汤加减论治，笔者认为该病初起以湿热蕴结下焦所致，治以清热利湿化石，日久则凝滞气血，耗伤肾精，故治疗当分阶段，此案以金钱草、海金沙、萆薢、瞿麦等清热化湿祛浊，木香、乌药、郁金、王不留行以行气畅血，加以延胡索、乳香、赤芍以活血止痛。尤其加芒硝一味着重化石。《本经》云："主百病，除寒热邪气，逐六腑积聚、结固留癖。能化七十二石。"芒硝能化七十二石，虽有夸大的成分，但其苦寒软坚化石的作用值得重视。此外，鱼脑石也具有化石、通淋的功效，如《日华子本草》云："取脑中枕烧为末，饮下治石淋。"《本草纲目》云："研末或烧研水服，主淋沥、小便不通。"近代医家通过临床观察也发现，该药具有治疗肾结石的功效。该患者服药后左侧输尿管末端结石消除，后患者未出现疼痛，脉象逐渐缓和，舌苔化而周身舒适，故逐渐加用补肾柔养之药，泻中有补，补中有泻，防止过用清热利湿而伤及肾气。

### 案 39：通下清上法治疗高尿酸血症案

雷某，男，32 岁。4 年前查血尿酸 450μmol/L，未重视及诊治，1 个月前查尿酸 561μmol/L，平素过敏性鼻炎病史多年。舌红苔薄白，两脉沉弦细。辨为湿热蕴结下焦，上焦气机不利，治以通下清上法。处方如下。

| | | | |
|---|---|---|---|
| 土茯苓 30g | 萆薢 15g | 熟地黄 24g | 当归 15g |
| 地龙 10g | 前胡 10g | 北沙参 15g | 墨旱莲 15g |
| 紫草 12g | 五味子 9g | 徐长卿 20g | 柴胡 12g |
| 乌梅 15g | 豨莶草 20g | 茜草 12g | 紫菀 10g |

2 周后复查尿酸 232μmol/L，自诉鼻炎同时明显好转，以前方加减变化收功。

按：湿热蕴结下焦则排泄不畅，故以土茯苓、萆薢清热利湿。其素体肝肾阴血不足，卫外不固，故肺气宣降失司，鼻炎与正气不足关系甚大，故以补气养血，祛风止痒治之，二者皆愈。痛风这一疾病古今医家多有论述，朱丹溪在《格致余论·痛风论》指出："彼痛风者，大率因血受热已自沸腾，其后或涉冷水，或立湿地，或扇取凉，或卧当风，寒凉外搏，热血得寒，污浊凝涩，所以作痛；夜则痛甚，行于阴也。"创立上中下痛风方，由酒炒黄柏、苍术、姜制天南星、桂枝、威灵仙、红花、羌活、防己、白芷、桃仁、龙胆草、川芎、炒神曲组成，具有清热解毒、化痰除湿、活血通络的功效，许多医家喜用该方治疗痛风。但是，朱丹溪所言的痛风与现代西医所说的"痛风"是有所差别的，古代的痛风包含范围比较广泛，主要是指感受风寒湿热邪气，与体内痰浊瘀血互相胶结凝滞，导致的关节或者全身疼痛为主的一类病证，应当划分于"痹证"或者"历节病"的范畴。近代名医朱良春对于痛风也进行论述，常用土茯苓、萆薢、薏苡仁、威灵仙、泽兰、泽泻、秦艽泄浊解毒，伍以赤芍、地鳖虫、桃仁、地龙等活血化瘀，具有不错的临床效果。

### 案 40：清热燥湿化痰法治疗多年腰酸困顿案

周某，男，48岁，自诉腰酸腿软多年，下肢沉重困乏，伴口苦，多汗，自以为肾虚所致，多次服用补肾滋阴壮阳药物未见好转，辗转求治于笔者门诊。其舌淡红苔黄白腻，两脉弦大而数。考虑虽有肾虚，但虚象不甚，而湿热下注为盛，凝滞下焦，困阻经络，故见腰酸、下肢沉重，当先清利下焦之湿热，再图补益肝肾。处方以苦参、黄柏、萆薢清利湿热，生牡蛎、海蛤壳、瓜蒌皮、清半夏以化痰祛浊，佐以杜仲、续断以固腰，牛膝、丹参等活血，具体如下。

| | | | |
|---|---|---|---|
| 苦参 10g | 知母 15g | 黄柏 10g | 泽泻 10g |
| 葛根 20g | 生牡蛎 30g | 海蛤壳 20g | 瓜蒌皮 24g |
| 清半夏 9g | 生薏苡仁 24g | 牛膝 20g | 牡丹皮 15g |
| 丹参 15g | 萆薢 15g | 生杜仲 15g | 川续断 15g |

14 剂

按：自诉服药后病去十之六七，后以补肾兼清利湿热处方善后。临证所见腰酸腿软者，虚实皆有，但医家及患者多以为肾虚所致，故补肾壮阳强腰比比皆是，不知肾内含真阴真阳，且肾为水脏，水液代谢之根本。如有肾阴虚，则虚火内生而水液浑浊，势必扰动下焦；如肾阳虚而内寒，则水液清冷而凝滞下焦。且下焦之阴虚火旺，多掺杂湿热瘀血阻滞，故湿热不除，肾精不复。治则先后必有章法，方能取效，如固守补肾壮阳一法，势必力有不逮。

### 案 41：活血通络、强腰固肾法治疗肾外伤案

杨某，男性，32 岁，因骑车不慎导致右肾外伤，后出现右肾区疼痛不适，影响腰部活动，超声检查回声不均，被膜突出，观其舌脉正常。考虑猝然外伤导致瘀血阻滞络脉，腰府失养。当治以活血通络止痛，佐以固肾强腰。方中丝瓜络、路路通、延胡索、川芎以通络止痛，桃仁、红花、白及以活血化瘀，川续断、杜仲、狗脊以补肾强腰，羌活、独活以通督脉。1 周后复查超声已正常。

按：患者以外伤为主，并无内在脏腑之旧疾。故治疗以活血、通络、止痛、强腰为主，注意气血兼顾，以温通流畅为主。

### 案 42：双补脾肾法治疗小便不畅案

李某，女，82 岁。患者自诉小便不畅数年，反复发作，时轻时重，近期自觉症状加重，有小便余沥不尽感，偶有尿频尿急等，平素乏力倦怠，失眠，纳食尚可，大便干。舌红苔薄白，右脉弦大，尺滑，左脉沉细。考虑为脾肾两亏，下焦清浊不分，仲景云：脉大为劳，极虚亦为劳，年高而见弦大之脉，但沉取则无力，右脉见则多为气虚不能固摄，左脉见则多为阴虚不能敛阳，故治以双补脾肾，佐以通利下焦。

| | | | |
|---|---|---|---|
| 生地黄 30g | 山药 30g | 山茱萸 20g | 茯苓 10g |
| 生白术 15g | 牡丹皮 10g | 知母 10g | 猪苓 10g |
| 瞿麦 12g | 石韦 12g | 酒大黄 6g | 通草 9g |
| 甘草 6g | 桂枝 6g | 益智仁 15g | 生黄芪 30g |
| 柴胡 12g | 郁金 15g | | 14 剂 |

6 个月后患者再次就诊，自诉服用前方后症状好转，减十之七八，故

未继续就诊服药。此次因小腹酸胀伴疼痛，阴雨天加重来诊，伴有双手酸胀，喜食凉物，大便干结。舌红少苔，右脉寸关弦大，沉取尺脉滑而有力，左寸关沉弱，沉取尺滑。考虑此次病证为脾肾亏虚夹有少腹寒凝，年高而下焦精血亏虚者多见，自从半年前自觉好转后未再就诊，脾肾亏虚之象未得以纠正，此次治以补肾温肾祛浊为主，佐以祛除肝经寒气、清理气分实热。

| | | | |
|---|---|---|---|
| 生地黄 30g | 麦冬 12g | 山茱萸 20g | 牡丹皮 10g |
| 猪苓 10g | 瞿麦 12g | 石韦 12g | 桂枝 6g |
| 益智仁 20g | 生黄芪 30g | 柴胡 12g | 郁金 15g |
| 熟大黄 9g | 乌药 9g | 小茴香 12g | 补骨脂 20g |

14 剂

按：患者此次服药后症状霍然而除，欣喜异常，嘱其继续服药，以双补脾肾为主，或佐以通畅肠腑，加瓜蒌、玄参、麦冬等滋阴润肠；或加黄精、五味子、制何首乌等补气生血；或佐以清理虚热，加二至丸、地骨皮、黄柏等。总之以培补脾肾为基础，加以治标之方药，后患者乏力倦怠、失眠等顽疾逐渐好转，以山药、百合、莲子、芡实等药食双补善后。

### 案 43：清热养阴通淋法治疗淋证案

王某，女，74 岁。患者主诉尿频尿急尿痛数月余，曾就诊于多家医院，予抗生素等治疗后未见明显好转，经家人劝说后求诊于笔者。刻下症见尿频尿急尿痛，无发热恶寒，平素两眼干涩，腰酸乏力，潮热汗出，纳食可，失眠，小便黄，大便调。舌红苔薄，右寸浮，沉取弦数有力，左寸关浮，沉取无力。考虑同时存在两方面因素，一是气分热盛，此为新邪，二是阴分亏虚，此为宿病；尿频、尿急、尿痛多为下焦湿热困阻，但肺气亦尚未清化，中焦之热尚盛。治疗以养阴清热、利尿通淋为主。

| | | | |
|---|---|---|---|
| 生地黄 30g | 北沙参 15g | 麦冬 12g | 车前草 30g |
| 生栀子 9g | 金钱草 30g | 滑石 15g | 生大黄 6g |
| 玄参 12g | 生石膏 15g | 知母 10g | 通草 12g |
| 牡丹皮 12g | 桑叶 12g | 连翘 12g | 太子参 20g |
| 焦白术 15g | 肉桂 3g | | |

处方以一贯煎、八正散、白虎汤等加减，一为清泄阳明热邪，二为养阴清热，利尿通淋。患者高龄，单纯利尿通淋会伤及阴分，何况阴分本就亏虚；加入太子参、焦白术者，因诉平时不能饮食太凉，顾及中焦，运化药物耳。肉桂为反佐，防止药物过于寒凉，亦有蒸腾水液运行之功。7剂后症状大为好转，以前方加减进退后痊愈。

按：对于热淋的治疗，多数医家会选择八正散，但对于禀赋较弱者，或病情反复发作者，或中老年人群，在清热利湿的治疗后，注意扶助正气，尤其是针对下焦进行补益，可选择菟丝子、金樱子、女贞子、墨旱莲、补骨脂之类平补肾中阴阳，同时加蒲公英、败酱草、车前子等清热解毒之品，兼顾正虚邪实，防止复发。

### 案44：清化下焦法治疗阴囊潮湿案

沈某，男，66岁，患有阴囊潮湿多年，辗转多处就诊后未见好转，已然丧失信心，伴有下肢水肿，纳可，失眠，小便黄，大便不调。舌红苔薄黄，右脉弦缓，左脉弦细，沉取尺脉滑。考虑为湿热下注、清浊不分，扰动肝肾阴分所致，左尺沉滑可为证，笔者临证中多以右尺候肠腑，左尺候膀胱及肾，故见右尺滑数则为大肠湿热积滞或湿浊不化，左尺沉滑或兼有模糊不清者则为下焦阴分清浊不分，兼有虚象。右脉弦缓，则为脾胃气虚，湿浊内生之象。暂治以清利下焦湿浊为主，佐以补气固肾升提。

| 通草 12g | 车前草 30g | 萹蓄 15g | 草薢 15g |
| 滑石 15g | 栀子 9g | 牡丹皮 12g | 柴胡 12g |
| 泽泻 10g | 泽兰 12g | 苍术 12g | 黄柏 9g |
| 生牡蛎 30g | 太子参 20g | 连翘 9g | 菟丝子 30g |

按：7剂后症状大为好转，前方去清热利湿之品，加大补肾固涩之力，如芡实、金樱子、桑螵蛸等，通利下焦之药久用则伤及阴血，中病即止。如果脾胃亏虚而湿浊不化，久久则下陷于阴分，也可导致阴囊潮湿或妇人白带异常，可用参苓白术散合完带汤等方药；如脾胃旺盛且伴下焦不利者，如淋证、白浊、遗精等，则多为湿热困阻下焦阴分，日久则扰动精室或血室，初期可用草薢分清饮或四妙丸等，日久则暗耗肝肾

精血，易产生湿浊败血，故日久当加补肾固涩、活血通络之品，治法有先后，祛邪之后再议补益。

### 案45：补精血、清湿热法治疗弱精症案

杨某，男，33岁。主诉面部痤疮反复发作就诊，患者双侧面颊、下颌部痤疮反复发作，曾以桂枝汤合五味消毒饮加减为其治愈；后患者再次就诊诉精子活动力差，于外院服用补肾壮阳等药物后痤疮再起，且复查精子质量较前更差。

遂就诊于余处，此患者性情内敛沉静，但平素繁忙而耗损较多，无明显不适症状，睡眠较差，纳食及二便尚可，其舌红苔白，两脉沉滑，左尺稍旺。问其阴囊潮湿否？答曰：然。

此为下焦阴虚而夹有湿热困阻，如用补肾壮阳则南辕北辙，且辛温燥热而涌动下焦湿热，煎灼精血，故病情反至加重。当以填补肝肾精血为主，佐以清理下焦湿热。处方取生熟地黄、二至丸、菟丝子、沙苑子以填补下焦精血，合四妙丸以清化下焦湿热，佐以郁金、香附行气活血，舒畅气机，加青蒿、滑石以通窍滑利。患者服药后痤疮消退，睡眠改善，阴囊潮湿好转，继续前方加减调理，一月后自行复查精子活力较前明显好转，不胜欣喜。

按：孙一奎端本丸治疗酒客湿热生痰，留注下焦之病，笔者仿此方之意，变通而治之，此患者年轻气盛，情志内敛，加之饮食厚味，痰火湿热胶结，且肝肾精血亏耗日久，如补肾壮阳则愈补愈愦事；临证之中，不可一见男科疾病，无论寒热虚实，起手壮阳温阳，有阴虚火旺而治以滋阴降火者，有阴阳两亏而需双补阴阳者，有肝郁气结者当疏肝解郁、调达气血，更有下焦痰火湿热困顿阻滞，当治以清化下焦痰热者，不胜枚举，安可补肾壮阳一法可蔽之。

## 四、脑系疾病

### 案46：滋阴潜阳清肝法治疗头晕昏沉案

刘某，男，63岁。主诉头晕多年，头部如裹布一般，晕沉难忍，多方求治而不效，纳食可，小便黄，大便调，查其舌红苔黄稍腻，两脉沉，

左关脉滑数。考虑为阴虚内热之体，但夹有肝经痰热阻滞，阴虚阳亢夹痰热上扰清窍，故而头晕如裹布。此并非中焦湿热上蒸之证，若为痰热秽浊阻滞胃肠，上行蒙蔽头目，则应当见口中异味，或胃脘胀满，或大便黏腻不爽等症状，该患者并无上述症状，故病位在阴分，阴虚夹痰热为患，治以清热养阴，清热化湿祛浊。

| 熟地黄 30g | 浙贝母 15g | 天花粉 20g | 石决明 30g |
| 夏枯草 15g | 钩藤 20g | 天麻 15g | 泽泻 10g |
| 海蛤壳 15g | 生牡蛎 30g | 竹茹 30g | 首乌藤 18g |
| 益母草 20g | 葛根 20g | | |

按：此案为阴虚阳亢夹有肝经痰热，舌脉可为证，以生地黄、天麻、天花粉以养阴滋液，夏枯草、竹茹、钩藤、海蛤壳以清热化痰泄肝，石决明、浙贝母、生牡蛎、泽泻、益母草以镇肝化湿祛浊。服药后症状大减，原方进退善后。阴虚夹痰热者甚多，先贤温病学家对此也颇为棘手，曾忆可有生地黄煎汤代水者防止滋腻等法，其实临证中养阴与清痰可并用，养阴可滋液以松动痰热之阻滞，清痰可顺通道路以使滋阴可入，二者并行不悖。唯有痰湿凝滞尚未化热，或水湿弥漫者，当用辛温芳香或苦温燥湿之法，毕竟南北地域有别、饮食偏嗜各异，不可胶柱鼓瑟耳。

### 案47：填补下焦、清化痰浊法治疗顽固头晕案

董某，女，77岁。自诉既往脑缺血病史，多年来头晕明显，昏沉不适，困顿异常，无视物旋转，伴有乏力，活动后明显。曾多次服用中药未见明显效果，友人介绍求治于笔者门诊。查其舌红苔白腻浊，左脉弦大而沉取无力，右脉沉滑。此为肝肾不足于下焦，阴虚而阳亢，不得敛降，可见头晕，左脉弦大而沉取无力为阴虚阳亢之象；痰浊壅阻于中焦，上犯阻滞清窍，亦可见昏沉，右脉沉滑为痰浊内蕴之象。故治以清化中焦痰浊，补益下焦肝肾，佐以潜阳，处方如下。

| 莱菔子 10g | 枳壳 10g | 石菖蒲 10g | 陈皮 10g |
| 连翘 10g | 丹参 30g | 茯苓 10g | 竹茹 10g |
| 郁金 10g | 桃仁 12g | 鳖甲 15g | 熟地黄 24g |
| 天花粉 20g | 水蛭 3g | 葛根 20g | 生黄芪 30g |

六神曲 15g                                                    7 剂

二诊：自诉服药 3 剂后头晕明显好转，症状基本消失，自诉终于拨开云雾见光明，不胜欣喜。现时有小腿抽筋，仍有乏力，再求诊治。痰浊易祛除，阴血难滋生，此为下焦阴血不足，络脉阻滞，继续以补益肝肾、化浊祛痰为主，佐以酸甘化阴、行气通络之法，处方如下。

| | | | |
|---|---|---|---|
| 莱菔子 10g | 枳壳 10g | 石菖蒲 10g | 连翘 10g |
| 丹参 30g | 茯苓 10g | 桃仁 12g | 鳖甲 15g |
| 熟地黄 24g | 天花粉 20g | 水蛭 3g | 葛根 20g |
| 生黄芪 30g | 六神曲 15g | 炒白芍 30g | 炙甘草 15g |
| 秦艽 15g | 牛膝 20g | 知母 15g | 麻黄 3g |

按：患者二诊舌苔退去，症状较前明显好转，故去陈皮、郁金、竹茹，加芍药甘草汤以缓急止痛，秦艽以通络祛湿，牛膝以活血补肾，麻黄以温通气血。肝肾阴虚夹痰浊内生，久则内生瘀血阻络，此病机于中老年人群中颇为多见，下焦精血不足为久久耗伤所致，痰热湿浊内生多为饮食不慎久积，临证之时有所掣肘，可先给予清化痰浊、通腑活血，待病邪退去后，再议补益肝肾精血；也可滋阴潜阳与清热化痰并用，视实际情况而定，观体质强弱而择。

### 案48：清热化痰镇肝法治疗高血压头晕案

曹某，男，30 岁，既往高血压病、高尿酸血症病史，血压控制不佳，长期居高于 160/100mmHg。自诉时有头晕，昏沉难耐，平素嗜食肥甘厚味，口干口苦，身体沉重，舌红苔黄腻，两脉弦滑而数。此乃湿热阻滞日久，肝阳不制而上亢为病，湿热阻滞血脉，瘀血旋即而生；湿浊趋下，且易流窜经络气机，故身体沉重。治以清热化痰，镇肝活血为主。

| | | | |
|---|---|---|---|
| 紫菀 15g | 瓜蒌 24g | 浙贝母 12g | 蒲公英 20g |
| 葛根 15g | 天花粉 20g | 夏枯草 15g | 六神曲 10g |
| 石决明 30g | 珍珠母 40g | 土茯苓 30g | 萆薢 15g |
| 天麻 15g | 桃仁 10g | 红花 10g | 生槐花 30g |

二诊：两周后血压降至 130～140/80～90mmHg，诸症好转，仍有口干，口苦好转，两脉弦滑。前方加地龙，减蒲公英、紫菀。

| | | | |
|---|---|---|---|
| 瓜蒌 24g | 浙贝母 12g | 蒲公英 20g | 天花粉 20g |
| 夏枯草 15g | 六神曲 10g | 石决明 50g | 珍珠母 40g |
| 土茯苓 30g | 萆薢 15g | 天麻 15g | 钩藤 15g |
| 生石膏 20g | 桃仁 10g | 红花 10g | 生槐花 30g |
| 地龙 10g | | | |

按：该患者属于实证，以痰热阻滞为主，夹有血热肝旺。治疗上除常规清热化痰之外，一般酌加活血化瘀之品，因痰热凝滞血脉易导致瘀血阻滞，活血可祛痰，痰瘀同治，取效较捷。石决明、珍珠母用于镇肝清热，量大而效显。痰热见口干者，因阻滞津液正常输布也；口苦者，痰热阻滞肝胆之气，必夹肝胆之热以上亢，可加钩藤、夏枯草、生槐花以清肝泻热。地龙具有清热、平肝、止喘、通络的功效，陶弘景称之可治疗"温病大热狂言"，《松峰说疫》中用地龙治疗发热狂言烦躁等证，笔者用地龙治疗高血压病，取其咸寒下行，可以疏通络脉，兼有活血化瘀的功效，验之于临床，效果尚可。

### 案 49：滋阴化痰法治疗头晕昏蒙案

张某，男，35 岁，自诉头晕昏蒙数月，严重影响工作，近期症状明显，苦不堪言，因工作紧张而时常熬夜，心理压力颇大。舌红苔白腻，左寸弱，关弦滑，右脉滑。考虑为心肾两虚、痰热扰肝。治疗以滋补肝肾、清肝化痰为主，处方如下。

| | | | |
|---|---|---|---|
| 生地黄 30g | 熟地黄 24g | 龟甲 18g | 煅磁石 20g |
| 地龙 10g | 瓜蒌 18g | 胆南星 10g | 益母草 20g |
| 杜仲 15g | 鬼箭羽 20g | 伸筋草 40g | 牛膝 20g |
| 夏枯草 12g | 淡竹叶 9g | | |

7 剂后明显好转，继续调理治之。该方中伸筋草用以为舒缓经络及血脉，取其形意。

### 案 50：双补气阴法治疗头晕手胀案

陈某，女，65 岁。主诉双手肿胀感，按之无凹陷，头晕乏力，活动后明显，双目干涩酸胀，视物模糊，纳食尚可，睡眠一般，小便黄，大便尚可。舌红苔少，两手脉弱。考虑为气阴两虚，虚热内生，气虚不能运达四肢则双手肿胀感，清阳不升而头晕，阴血不足则虚火上升，而见两目干涩，治以补气升阳、滋阴养血，佐以明目。

| | | | |
|---|---|---|---|
| 生地黄 30g | 山茱萸 30g | 北沙参 15g | 麦冬 15g |
| 牡丹皮 15g | 生栀子 12g | 珍珠母 30g | 黄连 9g |
| 焦白术 10g | 苍术 12g | 青葙子 15g | 丹参 20g |
| 生黄芪 30g | 升麻 9g | 桔梗 12g | 7 剂 |

服药后乏力头晕大减，双目干涩酸胀减轻约五分之三，舌脉同前，前方酌加龟甲、密蒙花、二至丸等加强养阴补血之力。

按：方中所用理脾胃之药，一为补气运脾升阳，即黄芪、白术、升麻类，仿东垣之意；二为开胃健脾，如苍术、黄连类，苍术可运脾升阳，小剂量黄连具有泻脾胃伏火且兼具开胃之功效。气虚日久多兼有伏火，阴虚较长则多见虚热。所用养阴血之药，一为滋补阴液之生地黄、山茱萸、麦冬等；二为泻相火明目之牡丹皮、珍珠母、青葙子等。古人孜孜教诲，元气虚可大剂补气，脾胃气虚可平补中气，或运化脾胃以使其健旺，或淡渗利湿以祛浊升阳，或稍佐苦寒以补中有泻；而论及津液阴血之亏耗，则需缓缓图之，守法守方，不可操之过急，当合"王道无近功，多服自有意"。

### 案51：养阴潜阳佐化痰开窍法治疗神志昏蒙案

谢某，男，92岁，既往多发性腔梗，长期卧床。近期失眠严重，胡言乱语，有自杀倾向，纳食一般，小便疼痛感，舌深红苔黄厚散在，脉未见。从舌苔而论应为湿热痰阻清窍，但患者年高久病，肝肾亏于下，而阳亢奔于上，如夹有痰浊瘀血阻滞清窍，神明受阻，则见神昏而谵语妄言，暂治以滋阴潜阳，化痰清热。

| | | | |
|---|---|---|---|
| 生地黄 30g | 山茱萸 30g | 生白芍 20g | 龟甲 20g |
| 生牡蛎 20g | 当归 12g | 麦冬 18g | 北沙参 15g |
| 浙贝母 12g | 瓜蒌 15g | 连翘 15g | 桃仁 10g |
| 红花 10g | 郁金 12g | 太子参 30g | 酒大黄 9g |
| | | | 7 剂 |

二诊：家属代诉，服药后好转，胡言乱语减少，但神志仍不清晰，睡眠较前好转，小便黄，大便两日一行。舌淡红苔少散在白腻，脉未见。考虑肝肾阴虚稍恢复，痰浊阻窍未除，加重清热化痰之力，佐以活血化瘀开窍，嘱其可服安宫牛黄丸，追访后诉已住院治疗。

按：年高久病者，多有阴虚阳亢之象，或见头晕眼黑，或跌扑不能自持，或失眠多梦等诸多乱象，如夹有痰浊瘀血，则肆虐体内为患，上扰清窍则神志不明。此类症状多见于中风，自东汉仲景，至隋唐孙思邈，沿袭至金元四大家，再到明清诸多医家，以及近现代"三张"（张山雷、张锡纯、张生甫），真中风、类中风之演变辩论，数千年不断总结完善，已然蔚为大观，故不再赘述。此患者治疗上首以滋阴潜阳为主，佐以清热化痰、活血化瘀为主，或加龟甲、煅磁石、川牛膝等以重镇潜阳，或加生石膏、黄芩、黄连等清热泻火，或加熟大黄、冬瓜子、焦槟榔、焦神曲等以通腑泄浊。然而，并非用之则见效，需要加以开窍之药，如麝香、牛黄之类，常规治法只能纠正目前存在的问题，对于醒神开窍需要专药进行选取，方可见效。用药注意层次先后，不可因祛邪而伤正气导致虚脱危象，亦不可因扶正而滋腻敛邪而导致留滞体内，多寡偏差，依临证实际而定。

### 案 52：化痰导滞法治疗头部昏蒙案

段某，女，52 岁。主诉头顶部蒙冒感，整日犹如戴了一顶帽子一般，郁闭难忍，无头痛，咽干，汗出，晨起舌部干涩感，饮水不解渴，纳食一般，失眠多年，小便黄，大便黏腻。舌红苔黄腻干，右寸滑数，沉取关尺实而有力，左脉沉弱。从症状及舌脉考虑，应当属于痰热内阻中焦，浊阴下降失司，上犯头目清窍，右寸滑数为痰热上犯之象，沉取关尺有力则为胃热内实，肠腑积滞之象，治以清热化痰、导滞通下，以下法治上病。

| | | | |
|---|---|---|---|
| 瓜蒌 24g | 黄连 9g | 蒲公英 30g | 枳实 10g |
| 酒大黄 12g | 胆南星 10g | 茯苓 15g | 连翘 15g |
| 栀子 12g | 薤白 9g | 苍术 12g | 生地黄 20g |
| 麦冬 18g | 茵陈 15g | | 7 剂 |

二诊：服用上药后大便较前通畅，头部昏蒙、咽干均好转大半，口中仍较干涩，纳食一般，失眠，舌苔黄腻之象明显褪去，沉取关尺仍较有力，左脉沉弱。前方去苍术、薤白，加清热养阴，芳香化浊之品，再加焦神曲、丹参以活血消食，松动湿浊痰热，使其随大便而去。后患者因饮食辛辣刺激再次出现上述症状，或加槐花、冬瓜子清肝润肠，或加浙贝母、山豆根、金银花以清热解毒利咽，或加柏子仁、酸枣仁、远志以安神定志等，调理月余而愈。

按：患者属于较为典型的痰热积滞内蕴，上扰清窍而头眩晕蒙，下滞肠腑而大便黏腻，处方仿小陷胸汤合枳实导滞丸，以清热化痰、通下泄浊为主，入薤白者以通阳，仿王孟英之意；入生地黄、麦冬者以养阴生津，痰热易伤阴，二者非可敛邪，取意于绮石先生之意。取效后再以活血化浊消食之品清化胃肠余邪，因平素患者饮食不节，病久而痰热深重，逐渐祛除后方可达到清爽明快的状态。患者长期失眠，左脉偏于沉弱，故以养心补血安神善后。

### 案 53：滋阴凉血兼清肝法治疗失眠心悸案

刘某，男，50 岁。既往高血压病史。主诉失眠，不易入睡，心中惕惕然如人将捕之，悸动不安，伴头晕、口苦，乏力明显，腰酸腰痛，舌红苔黄，脉滑稍数，左寸弱。患者虽然为胆怯心悸，但并非为心胆气虚，四诊合参，应为湿热阻滞日久，伤及心肝阴血，湿热可包绕心络，心血无以滋养，热邪扰动心神，故见悸动不安；心肝血虚则不能濡养，清窍失养可见头晕、失眠。湿热与阴虚相合，缠绵交杂，故常规治法并不能取效，当二者兼而用之，治以滋阴补肝，养心安神为主，佐以清化湿热。

| | | | |
|---|---|---|---|
| 竹茹 30g | 枳实 10g | 夏枯草 12g | 钩藤 20g |
| 生地黄 40g | 地骨皮 20g | 黄精 30g | 葛根 15g |
| 女贞子 20g | 墨旱莲 20g | 麦冬 15g | 五味子 9g |
| 桂枝 15g | 炒白芍 15g | 炙甘草 6g | 龟甲 15g |

二诊：服药后失眠及诸症均好转，但仍有口苦明显，两脉滑，考虑湿热已去除，阴虚火旺之象显现。前方加减如下。

| | | | |
|---|---|---|---|
| 生地黄 40g | 山茱萸 15g | 牡丹皮 15g | 地骨皮 20g |

| | | | |
|---|---|---|---|
| 知母 15g | 玄参 20g | 天冬 18g | 黄柏 9g |
| 女贞子 15g | 墨旱莲 15g | 生栀子 15g | 白薇 15g |
| 葛根 15g | 生黄芪 15g | 水蛭 3g | 桂枝 15g |
| 炒白芍 15g | 鬼箭羽 30g | | |

按：初诊以养阴潜阳为主，佐以清热化痰，二诊症状好转，但阴虚火旺明显，故改为滋阴降火潜阳为主，滋阴之品用时，一般佐以补气升提之品，补阴偏于寒凉，可使滋阴之品提升至上焦以降火，如配合生黄芪、葛根、桂枝加炒白芍等；或加入温阳之品以助气化，不至于过度寒凉滋腻，更有利于药物的吸收，如配合肉苁蓉、锁阳、巴戟天、少量附子等，寒热相配，阴阳相合。此外，《内经》云："损其心者，调其营卫""心部于表"，失眠心悸为心神不安，以调和营卫、以表治里的方法治疗心病，颇有意味。

### 案 54：清痰养阴法治疗失眠案

马某，女，29 岁。患者近 1 年来失眠，时轻时重，曾间断服用中药，未见明显好转，伴乏力，情绪低落，口干，饮水不解渴，小便黄，大便黏，日 2～3 次。舌红少苔，左寸浮滑，中取关旺，沉取三部均细，右脉濡而偏滑，沉取尺滑明显。考虑一则阴血亏虚，心神失养，且夹有心肝实火不得宣泄，故失眠、小便黄；二则中焦气分湿热困阻，留恋肠道，故口干、大便黏滞。治疗以养阴清热安神，清热化痰祛浊。

| | | | |
|---|---|---|---|
| 生地黄 30g | 麦冬 15g | 北沙参 12g | 磁石 20g |
| 生牡蛎 30g | 淡竹叶 9g | 牡丹皮 12g | 女贞子 30g |
| 墨旱莲 30g | 瓜蒌 24g | 菖蒲 12g | 竹茹 30g |
| 薤白 6g | 郁金 15g | 黄连 6g | 蒲公英 30g |
| 槐花 15g | | | 7 剂 |

二诊：患者服药后自诉入睡时间较前提前，但睡眠质量仍较差，口干、乏力好转，情绪不畅，小便基本不黄，大便每日一次，不易下。舌红少苔，左脉浮稍滑，关旺，沉取三部均细，右脉沉取尺滑。考虑仍有阴血亏虚，心肝实火，湿浊尚未清化。治疗以养阴清热安神，清热祛浊为主，前方加用行气活血之品，佐以酸甘化阴以柔肝，方药如下。

| | | | |
|---|---|---|---|
| 生地黄 30g | 麦冬 15g | 牡丹皮 12g | 磁石 15g |
| 生牡蛎 20g | 龟甲 12g | 女贞子 30g | 瓜蒌 15g |
| 薤白 9g | 郁金 15g | 蒲公英 30g | 槐花 15g |
| 熟大黄 9g | 木瓜 15g | 乌梅 9g | 炙甘草 9g |
| 连翘 9g | 远志 15g | 合欢花 12g | 7 剂 |

服药后失眠好转，夜间可安睡 6 小时左右，继续前方调整加减，逐渐转愈。该患者即有阴血不足，平素情绪不畅，肝郁化热，上灼心营，故心肝实火偏盛，可加生栀子、莲子心、淡竹叶等药；同时夹有肠道湿浊留恋，与其平素饮食不节有关，但其素体偏弱，攻伐过于峻猛恐怕不能承受，故清热与养阴同用，并嘱其调畅情志，少生嗔怒。

### 案 55：清热化湿、滋补肝肾法治疗严重失眠案

赵某，男，62 岁，主诉失眠多年，因失眠而痛苦不堪，神疲乏力，伴时有心悸，阴囊潮湿。平素思虑甚多，劳心费神，经患者介绍辗转至笔者处就诊。舌淡红苔薄白，两脉寸关沉细，左尺滑带数。

仔细思索，患者得病日久，加之平素思虑伤神，暗耗心血，心肾一体，故肾中精血亦不足，但下焦湿热困顿日久，则必须兼顾，故首次以清理下焦湿热，少佐以补肾为治。寸关沉细为肝血心阴不足之象，左尺滑数则下焦湿热久困，故见阴囊潮湿。处方以孙东宿端本丸加四妙丸以清利下焦湿热，柴胡、黄芩和解少阳，佐以柏子仁、熟地黄、当归以养心补血。

| | | | |
|---|---|---|---|
| 苍术 15g | 黄柏 10g | 生薏苡仁 24g | 牛膝 20g |
| 萆薢 20g | 滑石 10g | 苦参 10g | 葛根 15g |
| 柏子仁 30g | 鳖甲 12g | 生栀子 10g | 石菖蒲 15g |
| 升麻 12g | 熟地黄 30g | 当归 15g | 黄芩 15g |
| 柴胡 12g | | | 14 剂 |

二诊：患者服药后自诉睡眠大为好转，已可正常入睡。左尺脉滑数之象大减，两脉皆沉细。故方中减去清化湿热之品，加补肾柔养之肉苁蓉、龟甲、黄精、菟丝子，补通兼顾，滋肾与清热兼施，霍然而愈。

按：北方湿热困顿下焦者甚多，或伴阴虚，或夹肝火，故治疗可先

以清热利湿通利为主,待湿热褪去当加补肾填精之品,以巩固效果,斩草除根。端本丸为明代名医孙一奎治疗遗精的方药。《三吴治验》记载:"见所公弱冠,随尊君大司马印老治河居北。患白浊,精淫淫下。自北地山东、淮扬、镇江及江右三吴诸名家,医药三年不效。癸酉冬,礼予诊之。其脉两寸短弱,两关滑,两尺洪滑……公脉为湿痰下流症也。经曰:治痰必先理气。而脉书亦谓,洪大而见于尺部者,阳乘于阴也。法当从阴引阳,今冬令为闭藏之候,冬之闭藏,实为来春发生根本,天人一理。若罔顾天时而强用升提之法,是逆天时而泄元气,根本既竭,来春何以发生?公疾本小,而历治三年不效者,良由诸医不知脉、不识病、不按时也。公闻言唯唯。以白螺蛳壳四两为君,牡蛎二两为臣,半夏、葛根、柴胡、苦参各一两为佐,黄柏一两为使,面糊为丸,名曰端本丸。令早晚服之,不终剂而全愈。"此医案之前必服用补肾温阳之品多年,遗精并未好转,其脉为两尺洪滑,是为湿浊痰热下流所致,故用清热燥湿、下泄相火治之。本案病机与之类似,皆为湿热困顿下焦,治疗当仿其方药,一击即中。

### 案 56:养血泻肝法治疗顽固失眠案

郭某,女,51 岁。主诉严重失眠、烦躁异常数年。平素工作节奏较快,情绪急躁易怒,伴有神疲乏力,心悸,两胁肋部时有疼痛,偶有头晕,小便黄,大便可。舌红苔薄白,两脉沉细。考虑为心肝两虚,血热气滞,治以补肝养血、定志安神,佐以清热泻肝。处方如下。

| | | | |
|---|---|---|---|
| 黄精 30g | 葛根 15g | 熟地黄 30g | 生地黄 24g |
| 当归 20g | 牡丹皮 15g | 龟甲 20g | 天麻 15g |
| 五味子 10g | 夏枯草 10g | 生牡蛎 30g | 何首乌 15g |
| 煅磁石 20g | 生栀子 15g | 延胡索 10g | 青皮 10g |

服药 2 周后上述症状明显好转,每晚可睡 7 个小时左右,已无心中悸动不安,神疲乏力好转,胁肋部疼痛消失,自诉情绪较前好转,家人称奇,舌淡红苔薄白,两脉沉细,前方加减进退以善后。

按:当今社会,情志病多发,而情绪急躁多伴有阴血暗耗,如兼有患者素体脾胃不足或日久伤及脾胃,则出现脾胃受损的情况,壮火食气是也。在此情况下，一般不选择党参、白术、炙甘草之类温燥之品，因患者病机本为阴血不足而燥热内盛，以防加重燥热之象。笔者多选择黄精、天麻配葛根、五味子，补气养阴生津，且药性相对柔和。天麻为一味补益良药。北宋沈括《梦溪笔谈·药议》云："赤箭，即今之天麻也……草药上品，除五芝之外，赤箭为第一。此神仙补理、养生上药。"人多不识，以为息风定惊之品，误矣。如热象偏重，一般生熟地黄同时使用，熟地黄滋肾补血，生地黄清热生津，作用方向有所不同，同为治失眠之良药，加介类以潜镇安神；如兼心肝火旺者，加生栀子、连翘、夏枯草等清泻实热，标本兼顾。

### 案57：通腑泄浊养阴法治疗多年失眠案

高某，男，61岁。主因失眠多年就诊，夜间难以入睡，醒后再次入睡困难，头部昏沉，思维不清晰，睡后疲倦仿佛未曾安睡一般，平素口干口苦，纳食尚可，小便可，大便不爽，2~3日一行。舌红苔白腻稍厚，左寸浮滑，沉取无力，右关濡偏数。失眠多涉及心肝血虚、肝火旺盛、心脾不足、瘀血内阻等病机。该患者除失眠外，伴有湿热内蕴之象，综合症状及舌脉考虑湿浊困阻中焦，已有化热趋势，如湿热上蒸，津液不得宣达，可见口苦口干；蒙蔽清窍则见头昏不清，腑气不通则见大便不爽。日久阴血不得化生，心神逐渐失养，故见失眠多年。之所以失眠成为顽疾不能缓解，是因为用滋养心肝之血加安神法容易用药滋腻，一入中焦则加重湿浊痰热，反而成为病邪之"养料"，助痰生湿；如用清热利湿化痰之药则容易消耗阴血，使阴血亏耗加重而失眠仍不能痊愈，故用药掣肘。该患者湿热内蕴与阴血亏耗并治，养阴潜阳之于血分，化浊祛湿之于气分。

| | | | |
|---|---|---|---|
| 生地黄 30g | 北沙参 15g | 麦冬 12g | 柏子仁 20g |
| 酸枣仁 30g | 磁石 20g | 生牡蛎 30g | 茯苓 15g |
| 玄参 9g | 石菖蒲 15g | 黄连 6g | 连翘 12g |
| 当归 15g | 丹参 15g | 苍术 12g | 瓜蒌仁 15g |

7剂

二诊：患者服药自诉口干口苦好转，不欲饮水，纳食尚可，睡眠较前好转，大便 2 日一次。舌淡红苔白腻，左寸浮滑之象稍减，右关濡稍滑。考虑中焦湿浊化热之象仍未祛除，舌苔改善不明显，虽大便尚可，但湿浊困阻中焦，气机必然不畅，周仲瑛曾言：口腻、口淡为湿浊重，口干口苦为热重，故前方效果不甚理想，应当加重清热化痰开泄之力，暂去除养肝安神之品，处方如下。

| | | | |
|---|---|---|---|
| 生地黄 30g | 北沙参 15g | 生牡蛎 30g | 茯苓 15g |
| 石菖蒲 15g | 黄连 9g | 连翘 12g | 丹参 15g |
| 苍术 12g | 冬瓜子 20g | 清半夏 9g | 藿香 9g |
| 佩兰 9g | 蒲公英 30g | 焦神曲 30g | 瓜蒌 24g |
| 熟大黄 10g | | | 7 剂 |

三诊：患者诉口苦基本消失，口干好转，不欲饮水，纳食尚可，睡眠同前，大便较前改善，每日 1 次。舌淡红苔白腻稍黄，左脉弦稍滑，右关濡，尺脉稍滑。考虑湿热之象逐渐松动，随大便而去，大便已每日 1 次，但仍有湿浊困阻中焦，故专以清热化痰开泄为主，加薤白以通阳开解，竹茹以清热化痰，湿热久久不去，稍加酸味药以强肝，以达到"木强疏土"的作用，如白芍、木瓜、乌梅等，处方如下。

| | | | |
|---|---|---|---|
| 生地黄 30g | 北沙参 15g | 生牡蛎 30g | 石菖蒲 15g |
| 黄连 9g | 连翘 12g | 苍术 15g | 冬瓜子 20g |
| 清半夏 9g | 蒲公英 30g | 焦神曲 30g | 瓜蒌 24g |
| 熟大黄 10g | 竹茹 30g | 木瓜 15g | 郁金 12g |
| 薤白 9g | | | 5 剂 |

四诊：患者诉晨起仍有口干，不欲饮水，自觉舌面干燥，纳食可，睡眠仍较差，大便偶有干燥，每日 1 次。舌淡红苔白腻，左脉弦稍数，右脉弦，尺脉稍滑。此病从症状和舌脉来看，属于湿热并重，所用方药不离左右，但未见完全解除，或因加用养阴之品，可能会阻滞气机，湿浊不易化去；或因药力不够专一，故专以祛浊化湿、清热开结为主，取甘露消毒丹和连朴饮加减。

| | | | |
|---|---|---|---|
| 苍术 15g | 厚朴 9g | 陈皮 12g | 黄连 9g |
| 蒲公英 30g | 丹参 30g | 石菖蒲 15g | 焦栀子 15g |
| 连翘 12g | 瓜蒌 24g | 竹茹 15g | 郁金 15g |

| 石斛 15g | 枇杷叶 30g | 川楝子 10g | 浙贝母 15g |
| 淡豆豉 12g | | | 5 剂 |

五诊：曾观古人医案，自谓取效应当快捷，不料湿热缠绵如此难以祛除。此次服药后患者诉口干好转大半，但自觉乏力、困顿，睡眠质量欠佳。舌淡红苔白腻较前减轻，左寸浮脉，关弦稍数，右尺稍滑。前方专以清热化湿开泄为主，似有显效，此次加减为法。

| 苍术 12g | 厚朴 9g | 陈皮 12g | 黄连 6g |
| 蒲公英 30g | 丹参 15g | 石菖蒲 15g | 焦栀子 12g |
| 连翘 12g | 瓜蒌 24g | 竹茹 15g | 郁金 15g |
| 川楝子 6g | 浙贝母 12g | 桑叶 12g | 清半夏 9g |
| 白豆蔻 6g | | | 5 剂 |

六诊：自觉治疗效果欠佳，后询问同道，谓之可加以败酱草、大血藤等药物以清利湿热，自肠道而走，其舌淡红苔白稍腻，左寸浮脉，关弦稍数，右尺稍滑。以清热开泄、通腑泄浊为主。

| 苍术 12g | 黄连 6g | 石菖蒲 15g | 焦栀子 12g |
| 连翘 12g | 瓜蒌 24g | 郁金 15g | 川楝子 6g |
| 浙贝母 12g | 清半夏 9g | 熟大黄 12g | 槐花 12g |
| 薤白 9g | 茵陈 20g | 北败酱 20g | 大血藤 20g |
| 佩兰 15g | | | 5 剂 |

患者诉服用前方后症状明显好转，舌苔白腻终于褪去大半，已露出舌底部。自诉口干好转大半，大便通畅，睡眠较前好转，余未诉不适。舌淡红苔薄白，左脉稍弦滑，右尺脉稍滑。效果终于显露，以前方加减善后，酌加养阴生津、宁心安神之品，后果然痊愈。

按：此病案需要吸取的经验教训，初始以养阴生津加清热化湿之法，效果不佳，方药的专注力度不足，应集中药物专攻一点，解决之后再调整他处，如清热化湿、导滞通腑的方法，力大效宏。

湿热胶着，难解难分，古人针对此证也颇为棘手。湿热困阻之证，与肝胆气血的运行关系密切，故疏肝行气、清肝泻火之品可适当加入，提高临床疗效。清代陈平伯、柳宝诒等曾有论述，二者联系紧密，故可以借鉴。

本例患者舌淡苔白腻，纳食正常，大便亦尚可，时有口干口苦，余认为以热重湿轻为主，故以通腑泄热导滞为法，虽有舌苔并无黄象，舌质无红象，但从治疗过程而言，仍以痰热内阻，胶结不解为主，故用药量较大，出手也稍狠辣。学海无涯，方药存乎一心，时刻谨记，自勉之。

### 案 58：清热化痰、活血通窍法治疗躁狂症案

杨某，男，65岁。家属诉患有精神类疾病十余年，长期服用抗躁狂及抑郁类西药控制病情。平素时有自言自语，患者自觉脑中有人与其言语对话，情绪内向木讷，但时有不受控制之激动发作，喉中有痰而不易咳出，头晕昏沉，倦怠乏力，纳食尚可，大便干燥不爽。舌红苔白，右寸关浮滑，沉取关尺滑实，左寸关弦中带滑。

此为痰浊瘀血凝滞于神窍，气血不通日久而头昏，上焦气化不利，中焦及肠腑秽浊壅滞，加之肝气内结不得调达，故见黏痰阻于上焦，大便不畅等症状。当治以清化顽痰、攻冲散结，佐以行气活血、透达清窍。方以大剂瓜蒌、浙贝母、熟大黄、冬瓜子以清热涤痰、通腑泄浊，海浮石、蛤壳以散凝滞之老痰，三棱、莪术、郁金、香附以行气活血、调畅气机，加天麻、钩藤以平肝息风，白芷辛香透达清窍。

患者服药后头脑较前清醒，自言自语好转，喉中痰涎减少，大便较前通畅，考虑痰浊瘀血渐开松动解除，继续前方加减；二诊更加酒黄芩、青礞石、连翘、川芎以清热坠痰、通达脑窍，同时生熟大黄同用，以加强通腑泄浊之功，使秽浊之凝结自大便而去。患者持续服药月余，就诊时已可以正常交流，脑中不适感未再次发作，喉中痰涎减少大半，大便畅通，继续加减治疗。处方如下。

一诊处方

| 瓜蒌 40g | 浙贝母 15g | 熟大黄 10g | 冬瓜子 20g |
| 海浮石 20g | 海蛤壳 12g | 三棱 10g | 莪术 10g |
| 郁金 12g | 香附 10g | 天麻 15g | 钩藤 20g |
| 连翘 12g | 牡丹皮 15g | 白芷 10g | 14 剂 |

二诊处方

| 瓜蒌 40g | 浙贝母 15g | 熟大黄 10g | 冬瓜子 20g |

| | | | |
|---|---|---|---|
| 海浮石 30g | 海蛤壳 20g | 三棱 10g | 莪术 10g |
| 郁金 10g | 香附 10g | 天麻 15g | 钩藤 15g |
| 忍冬藤 24g | 牡丹皮 15g | 白芷 10g | 生大黄 10g |
| 酒黄芩 15g | 青礞石 20g | 川芎 10g | 14 剂 |

按：古人治精神类疾病之方药甚多，如生铁落饮、菖蒲郁金汤、温病凉开三宝、苏合香丸、通窍活血汤、地黄饮子等。如治疗痰火上扰之癫狂用生铁落饮，痰热蒙蔽神明之菖蒲郁金汤，瘀血阻滞脑窍之通窍活血汤，风痰迷阻之涤痰汤等，不胜枚举。用药多涉及清化痰浊如胆南星、枳实、竹沥，化痰祛浊之清半夏、橘红、石菖蒲、远志、郁金，调气活血之桃红、赤芍、丹参、牛膝、枳壳等，或佐以重镇制亢如生铁落、珍珠母、石决明、代赭石、朱砂等，或加以滋阴潜阳如龟板、鳖甲、生牡蛎等，或添入通达开窍之冰片、麝香、牛黄、白芷等，肝火亢盛者加钩藤、牡丹皮、生栀子、连翘、夏枯草之属，痰热腑实者入生熟大黄、瓜蒌、枳实、芒硝之类。

该患者患病日久，痰瘀秽浊阻塞于神窍，气血凝滞于络脉，上涌至脑则机窍不灵，曚昧混沌，且病久已然蔓延深入，故病不得缓解而渐重。因其兼有胃热腑实，正可借肠腑以通下，病邪可随之而去，上病取下之法也；但如能加以辛香透达之麝香之属，结合温开苏合香丸、凉开三宝之醒神开窍思路，疗效必更进一步。

### 案 59：神昏谵语失治案

屈某，女，68 岁，因"感染性心内膜炎"入院，患者入院前 14 天发热后出现神志不清，谵语，躁动不安，就诊于北京某三甲医院，行头颅核磁提示：多发脑梗死、脑出血，给予相应治疗后未见明显好转。后转诊至其他三甲医院，诊断为"感染性心内膜炎"，给予抗感染等对症治疗后体温降至正常，但神志症状未见好转，转至我院重症监护，当时患者仍神志不清，谵语躁动，昏不知人。超声心动提示：二尖瓣赘生物（重度）、心功能不全，考虑脑梗死、脑出血的原因可能为二尖瓣赘生物部分脱落后进入脑动脉系统所致，且随时有可能出现新的脱落致病，二尖瓣也随时可能因赘生物增大而闭塞，病情危重。西医治疗以抗感染、利尿、扩管、降压等为主，因脑出血未能行外科瓣膜术。

中医四诊：神志不清，谵语，躁动不安，呼之不应，舌淡白苔白稍腻，右寸稍弱，关尺尚可，左寸不足，关尺略数。

诊疗经过：最初受到惯性思维以及一些西医方面影响，认为病机属于心阳不足、心血亏虚，处方炙甘草汤合麻黄附子细辛汤加减，未见明显效果。后换方为羚角钩藤汤加减，稍微有效，再次转为清营汤、犀角地黄汤以及麝香保心丸，但始终未见明显效果。患者后转院至他院行手术治疗。后谈及此病案，友人建议白参汤送服安宫牛黄丸，或可一试。

按：此案引发的思考：第一，临床辨证精确度需要提升，尤其是对于危急重症患者，应把握核心关键病机，给予相应方药，不可以固定思维、惯性认知去判断病机，不然定不会一击即中。第二，中西医各自的优势不同，有些疾病发展到一定阶段中西医可能均束手无策，假设患者用中医的醒神开窍等方法而改善病情固然好，如果病情复杂危重，脑梗死、脑出血的面积过大，醒神开窍等方法未必有效。作为临床中医大夫，应当具备迎难而上的本能，从某种程度上来说，危急重症也正是体现中医疗效和精髓之处，时刻警醒，不可懈怠。

## 五、内科杂症疾病

### 案 60：补气升阳养阴法治疗气短心悸案

姚某，女，65 岁。自诉失眠、心慌、气短多年，深受其苦，曾服药而不能缓解，且言服用补药必然"上火"，平素迁延度日。近期出现咳嗽咯痰，痰多色黄，乏力较平时明显，纳食尚可，小便黄，大便黏腻。舌红苔黄腻稍干，脉左寸关弦稍数而有力，右脉沉弱。其乏力气短为中焦气虚之象，心肝血虚可见失眠心悸，但其舌红且左脉稍数而有力，则兼有肝郁化热之邪；此次咳痰色黄，且舌苔黄腻，为新感邪气，于治法中稍佐清化痰热皆可，不然过用寒凉则伤及阳气，病必不除。治以补气升清阳，养阴泄虚热，佐以清肺调气。

| 太子参 30g | 生黄芪 30g | 仙鹤草 30g | 生地黄 20g |
| 生栀子 9g | 淡竹叶 9g | 牡丹皮 12g | 女贞子 30g |
| 山茱萸 15g | 枳壳 9g | 桔梗 12g | 白芍 15g |

| 浙贝母 10g | 当归 15g | 柴胡 6g | 升麻 6g |

7 剂

二诊：患者咳嗽咯痰已基本消失，自觉失眠、心慌、气短等症状好转，故来复诊。查其黄腻苔已基本退去，但舌质偏红且干薄，左关脉数象已退，左寸弱，右脉沉弱之势已有缓和。前方入麦冬养阴生津，连翘清心泻热，生牡蛎、生磁石滋阴潜阳。

| 太子参 30g | 生黄芪 30g | 仙鹤草 40g | 生地黄 20g |
| 生栀子 9g | 淡竹叶 9g | 牡丹皮 12g | 女贞子 30g |
| 山茱萸 15g | 白芍 15g | 柴胡 6g | 升麻 6g |
| 麦冬 15g | 连翘 9g | 生牡蛎 20g | 生磁石 20g |

7 剂

按：此案虚实夹杂，虽为气阴两亏之象，但仍有肝郁内热闭塞于内，且夹有心火偏盛，一诊方中除补气升阳、养阴补血之外，加生栀子、淡竹叶以泄心经之热。二诊热邪已退去大半，故加滋阴潜阳、重镇安神之品，并嘱其调畅情志，少嗔怒。临证中时有患者自诉虚不受补，一用补药立即出现口疮、咽痛、小便黄等症状，这种情况，有时候是因为阴虚夹有相火旺盛，有些医家在处方的时候会选择枸杞子、龙眼肉之类偏温的药物，这样容易出现火上浇油的情况，则会认为虚不受补；有时候是因为气虚夹有阴火，即李东垣所谓的阴火上扰，单纯用补气药也会出现口疮、咽痛等症状，此时应该加用知母、黄柏、玄参之类泻阴火的药物。此外，还有湿浊阻滞、瘀血内生、经络不通等情况导致的"虚不受补"，治疗上先祛邪实，再议补益，不然反受其累。

### 案 61：温阳开痹法治疗背冷异常案

路某，男，77 岁。患者数周前出现后背部冰冷感，随之咳嗽剧烈，不能自制，无胸痛及放射痛。平素口干舌燥，喜热饮，纳眠可，小便黄，大便不爽。舌深红无苔，右寸弱，沉取关尺尚有力，左脉偏弱，沉取尺脉旺。

一般认为上焦阳气不足，寒邪凝滞于心肺，故见背寒凉如掌大。《金匮要略·痰饮咳嗽病脉证并治》言："夫心下有留饮，其人背寒冷如手大"，认为是脾阳不足，水饮泛溢，停留心下所致。清代李彣于《金匮要略广注》论："背为阳，阳中之阳，心也。故心下留饮，则阴寒气彻于背，而阳气衰息，背寒冷如手大也。"由此可见，此为阳气不足，水饮停滞，阳气不得展布，督脉温煦失和，故见上述症状。此外，患者口干舌燥、左脉弱而尺旺，为素体阴血不足，下焦相火旺盛之象。治疗上应先以温阳散寒，振奋心肺阳气，待病机转化后，再议清热养阴。

| | | | |
|---|---|---|---|
| 太子参 30g | 生黄芪 30g | 薤白 12g | 瓜蒌 15g |
| 桂枝 12g | 黄芩 9g | 羌活 15g | 干姜 9g |
| 细辛 3g | 五味子 9g | 仙鹤草 30g | 生白术 20g |
| 炙甘草 9g | 川芎 12g | 鹿角胶 10g | 生地黄 30g |

方中以温阳祛寒，开通经脉为主，佐以干姜、细辛、五味子以化痰平喘，合"病痰饮者，当以温药和之"之意。虽方中无淡渗利湿化痰之药，但整体以温药扫除阴寒，亦不离仲景原意。同时，以川芎以行气活血，鹿角胶以温通督脉，佐以生地黄以清热养阴，防止辛温燥烈伤及阴液。数剂后大为好转，继续加减善后。

### 案 62：祛湿化浊法治疗高血压持续不降案

王某，女，60 岁，既往慢性肾功能不全、2 型糖尿病、高血压 3 级等病史，使用多种降压药，如非洛地平、氨氯地平、特拉唑嗪、阿罗洛尔等，血压居高不下，曾住院反复调整降压方案，仍效果不理想，血压波动在 180/100mmHg，服用补益肝肾、平肝潜阳中药，配合泡洗、按摩等方法，效果均不佳。接诊后仔细查看患者，自诉无明显不适症状，仅有下肢水肿，舌淡红苔黄腻，根部明显，两手脉弦滑有力。疑难病症以脉象为主入手，结合舌象，考虑为湿浊化热，夹有肠腑积滞，壅滞三焦气机，升降不畅，湿热浊气不得随大小便宣泄而出，水势必然趋下，并非肝阳上亢或阴虚阳亢之证，处方选用胃苓汤合鸡鸣散之意加减，使湿浊水饮之邪从二便而去，水液复常而气血则平。

| | | | |
|---|---|---|---|
| 苍术 12g | 厚朴 9g | 茯苓 20g | 猪苓 20g |
| 泽泻 20g | 竹茹 15g | 防己 20g | 薏苡仁 30g |
| 牡丹皮 15g | 紫苏叶 9g | 桔梗 12g | 木瓜 20g |
| 焦槟榔 12g | 滑石 15g | | 3 剂 |

服药后血压开始下降，较低时可达到 130～140/70～80mmHg，因西药未予调整，故应为中药之作用，舌苔黄腻之象基本消失，为临床所见舌苔退去甚快者。前医所用补益肝肾、平肝潜阳未见好转，盖未审内在病机，但见血压升高，便为肝阳上亢。深究病机，患者湿浊水饮内停，阻滞气机，可流注下肢而见水肿，可扰动下焦而见淋证、带下、遗精等证，亦可随气上升而见头晕昏蒙、耳鸣、脑涨等证，类似于痰饮流窜，变幻多端，临证需细审病机，方可中病。

### 案 63：清热化痰宣气法治疗高脂血症、糖尿病案

王某，男，31 岁，体形偏胖，高血压病史，血压控制不佳，平素喜食肥甘厚味，近期查空腹血糖 8.9mmol/L，糖化血红蛋白 8.4%，低密度脂蛋白 3.53mmol/L。时有头晕乏力，咽中异物感，口干口苦，舌胖大苔黄腻，两脉沉滑稍数。此为痰热阻滞中焦，夹有肝火内盛，舌脉可为证。治以清热化痰，通畅脏腑，宣畅气机。处以小陷胸汤合甘露消毒丹加减，暗合孙一奎疗湿热之法，加冬瓜子、神曲、滑石、竹茹等调畅肠胃，使湿热痰浊随大便而去。服药两周后复查，空腹血糖降至 6.3mmol/L，糖化血红蛋白降至 6.3%，低密度脂蛋白降至 3.17mmol/L，同时血压下降至正常，效果颇为显著。二诊继续以清热化痰祛浊为主，加用活血化瘀之品，共同扫除痰热瘀血。

按：该患者尚未服用降糖药及降脂药，以中药配合饮食治疗，效果显著。目前此类人群庞大，与饮食习惯、生活节奏、工作压力密切相关，中医辨证多属痰热瘀血互结，日久可伤及阴血，早期截断病情进展颇为重要，不可不重视而发展成为棘手之证。笔者平素用王孟英治湿热之法甚多，考虑与当今社会饮食、情志偏好因素关系密切，一般酌加活血化瘀之品，痰瘀阻滞者更易祛除。后观孙一奎医案，再进一步，间或加香附、滑石、海蛤壳之类以行气清化，路漫漫其修远兮，吾将上下而求索！

### 案 64：化痰通络法治疗糖尿病案

张某，女，58 岁，2 型糖尿病病史多年，近年来出现反复泌尿系感

染，血糖控制不佳，尿蛋白阳性6～7年。近期查尿常规：尿糖（++++），尿蛋白（++）。平素事务繁忙，思虑过度，失眠心烦，晨起咳嗽咳痰，痰多质黏，且有上肢疼痛胀满感，小便黄，大便黏滞。舌绛红苔干燥，两脉滑数。考虑为痰热阻滞，血热内盛，先治以清热化痰通络，再议凉血养阴，处方如下。

| | | | |
|---|---|---|---|
| 瓜蒌 24g | 浙贝母 10g | 胆南星 10g | 佩兰 15g |
| 生地黄 20g | 苍术 12g | 厚朴 10g | 冬瓜子 30g |
| 胡黄连 9g | 柏子仁 20g | 黄连 9g | 海蛤壳 12g |
| 海浮石 30g | 远志 15g | 桑枝 40g | 鸡血藤 50g |

2周后症状明显好转，失眠心烦、咳嗽咳痰减轻，上肢关节疼痛大减。复查血糖较前下降，接近正常，尿糖降至（+），尿蛋白（±），前方加重清热凉血养阴之品以善后。

按：笔者惯用此法治疗痰热阻滞之证，以小陷胸汤、温胆汤、甘露消毒丹之类加减，海浮石、海蛤壳祛除顽痰胶结效果较好。一般而言，滋阴生津之品多不用于痰热内阻之证，若病情日久，痰热胶结于内，流窜经络筋脉，譬如河内淤泥沉积日久，凝结成块，极难清理，当注入活水以润滑河道，再行清除疏通，方可使河道清澈流畅，故日久之痰热阻滞凝结之证，加以生地黄、石斛、白茅根、玄参等药清热凉血、生津润燥，并不滋腻敛邪，加速痰热清化之效果，可放胆用之。此类患者平素所见实多，即便化验指标异常，但仍属实证热证，可用中药大剂治疗，效果颇佳。此外，胡黄连此药苦寒，具有清热，凉血，燥湿的功效。《唐本草》载："主骨蒸劳热，补肝胆，明目。治冷热泄痢，益颜色，厚肠胃，治妇人胎蒸虚惊，三消五痔，大人五心烦热。"近代许公岩老中医用其治疗顽固性口疮发作，以及便秘等疾病，该药具有推陈致新、使胃肠下行的功效，对于凝滞日久的胃肠积滞有良效。

### 案65：补气养阴、清肝泻热法治疗糖尿病案

程某，女，57岁。自诉患有糖尿病多年，血糖控制不佳，平素情绪焦虑紧张，伴有口干、乏力、失眠、烦躁，因琐事而发怒频多。舌红苔薄白，右脉沉弱，左脉稍弦。考虑为脾胃气阴不足，《内经》云脾为阴中

之至阴，具有散精之功，饮食入胃，依赖脾阴充盈而散精正常，如阴液不足而功能失司，则见口干多饮，伴乏力；心血暗耗而燥热煎灼，则神明失养，故见失眠；情绪焦虑而紧张，日久加重阴精之不足。治疗当以补气养阴，养心安神为主，佐以清肝泻热。

| | | | |
|---|---|---|---|
| 黄精 30g | 生黄芪 15g | 升麻 9g | 葛根 20g |
| 天花粉 20g | 苍术 12g | 玄参 20g | 生地黄 24g |
| 石斛 15g | 龟甲 10g | 柏子仁 30g | 桃仁 10g |
| 鬼箭羽 20g | 黄连 9g | 乌梅 10g | 夏枯草 10g |
| 生石膏 20g | 连翘 15g | | |

按：患者情绪急躁，焦虑紧张，补气之时不予大剂量生黄芪以防化热生燥，以黄精补气养阴，更为恰当。佐以苍术加玄参以运脾生津、降低血糖，再加重养阴收敛之品，缓解燥热之气；同时加夏枯草、生石膏、连翘以清热平肝。

二诊：患者服药后症状大为好转，情绪较前明显缓和，焦躁紧张大减，且血糖逐渐降至平稳，原方稍作加减，继续巩固。

按：多年糖尿病患者，如初始病机为阴虚燥热，一般多数伴有情绪躁扰不宁，治疗中注意不仅要注意疏肝理气，更重要的是顾及肝血暗耗和虚热郁火上扰之征象，故一般临证多加龟甲、柏子仁、生地黄以补血宁心安神，黄连、乌梅以苦酸化阴，伴有急躁易怒者，加夏枯草、连翘以清肝泻热，如出现阴虚内热明显，可加二至丸等加强养阴滋肾之药。临证中不可见糖尿病则认为病机属阴虚燥热，笔者曾用补气健脾升阳法，用药如生黄芪、升麻、柴胡、葛根、党参、生白术、薏苡仁等，获得良效；亦曾用养肝柔肝法，用药如白芍、乌梅、生甘草、制何首乌、生地黄、桑椹等治之，血糖降至正常；或用补肾温阳法，用药如熟地黄、山茱萸、巴戟天、肉苁蓉、龟甲、鹿角胶等治之，取效颇捷。可见临证之中，四诊合参，推导病机，方可切中，不可胶柱鼓瑟。

### 案 66：升阳解肌利湿法治疗颈椎病案

冯某，男，42岁，自诉颈椎病十余年，发病时头昏脑涨，颈部僵硬难忍，曾服用多种药物及针灸推拿治疗，未能痊愈。舌淡红苔薄白，两脉沉滑。辨为阳气郁滞不通，痰湿上犯清窍。治以泽泻汤合桂枝加葛根汤加减，加蔓荆子清利头目，鹿角霜通阳散结除湿，老鹳草通利关节，姜黄走上肢达引气血。

| | | | |
|---|---|---|---|
| 茯苓 20g | 泽泻 30g | 桂枝 15g | 赤芍 15g |
| 葛根 50g | 白术 15g | 天麻 15g | 清半夏 9g |
| 蔓荆子 12g | 薄荷 5g | 白芥子 9g | 鹿角霜 12g |
| 羌活 10g | 威灵仙 20g | 姜黄 10g | 老鹳草 20g |

1 周后症状大减，再次调方，霍然而愈。

按：第一，中医并非慢郎中，近期有感冒、咳嗽等疾病患者，多一两剂见效。第二，中医对于某些疑难杂症效果颇佳，尤其慢性久病者。第三，桂枝加葛根汤中葛根量大取效，曾有医家提出量小效果不显著，颇为有理。颈椎病仍属于阳气不能宣通所致，加鹿角霜以通阳散结，该药作用重点是消散结滞，并非温阳补益，此为关键点。泽泻汤中泽泻量也宜大，使郁结于清窍及背部的水湿下行。正如仲景所言："心下有支饮，其人苦冒眩，泽泻汤主之。"此外，蔓荆子、薄荷为清利头目之品，威灵仙、羌活为走窜开达之用，故取效甚捷。

### 案 67：清化痰热佐养阴法治疗五心烦热案

许某，女，83 岁，平素五心烦热，纳食可，睡眠欠佳，大便干燥，近 3 个月出现夜间遗尿，难耐不堪。舌边尖红，苔厚腻，脉弦偏硬。既往胃溃疡、口腔溃疡病史 10 余年。五心烦热兼有失眠为阴虚内热的征象，应当采用滋阴生津、潜阳安神的方药进行治疗；患者舌尖红而苔厚腻，兼有大便干燥，此为痰热积滞阻滞中焦表现。阴虚内热为病久之常态，中焦痰热为易去之实邪，故先开痰热之郁闭，通畅肠腑之积滞，佐以养阴凉血生津，防止积滞去而津液伤。

| | | | |
|---|---|---|---|
| 全瓜蒌 30g | 枳实 12g | 清半夏 9g | 胆南星 12g |
| 生栀子 12g | 牡丹皮 12g | 知母 15g | 黄柏 9g |
| 生地黄 30g | 生牡蛎 30g | 竹茹 20g | 黄连 9g |

5 剂

服药后多年口腔溃疡消失，大便基本畅通，舌苔厚腻已褪去大半，舌质红本象显露。仍有夜间遗尿、五心烦热，且伴有口干口苦。此为中焦肠腑痰热阻滞已去，但阴虚内热、津液不足之象未平复，故转方为滋阴生津、固肾止遗，佐以清化下焦湿热。

| 生地黄 30g | 北沙参 12g | 知母 15g | 生牡蛎 30g |
| 麦冬 15g | 五味子 6g | 龟甲 20g | 川楝子 9g |
| 滑石 12g | 车前草 20g | 生黄芪 20g | 生栀子 12g |

7 剂

7 剂后遗尿基本消失，夜尿 2~3 次，五心烦热大为好转，口干口苦已消失，继续以滋阴潜阳、清泄相火为主加减善后。

按：病程长短对治疗前后有很大的影响，患者阴虚内热多年，法当壮水补肾，但其存有痰热积滞之标实证，故先给予清热化痰、通腑泄浊之品，待邪实祛除后，专以滋补肝肾、养阴生津为主。患者存在口干口苦，故稍佐川楝子以清泻肝火；阴虚内热日久下焦易生湿浊，故见遗尿，以滑石、车前草以清利下焦湿浊；壮火食气，此案虽非壮火，但日久元气必然消耗，加黄芪以补气升提，加强止遗尿的功效。后以缓缓滋补肝肾之阴，或佐以固肾收涩，或佐以清泄相火，或佐以气阴双补，方可颐养天年。关于壮火食气的情况临床所见也较多。《素问·阴阳应象大论》曰："壮火之气衰，少火之气壮；壮火食气，气食少火；壮火散气，少火生气。"《素问玄机原病式》进一步解释："五脏之志过度，则劳伤本志。凡五志所伤，皆热也。所谓阳动阴静，故形神劳则燥不宁。静则清平也。是故上善若水，下愚若火。如卒暴匮仆，多因五志七情过度而卒病也。故善为心火之志，病笑者，火之甚也。五志过极，皆为火也。"当今社会五志过极化火者颇多，忧思多虑不仅影响脾胃运化，还可使心火逐渐内生，情绪压抑日久必然化热，性情急躁肝火亢盛不收，所欲不遂或房事不节肾中相火陡然而升，皆可造成五脏火热内盛而煎灼津液阴血，病因不除则难以化解此火，内火盛而阴不足，诸症蜂起，或夹外感，或伤饮食，或兼气虚，或杂痰浊，导致虚实夹杂局面。治疗之时，当兼顾脏腑内在之病机，或佐以疏风解表，或兼进通腑泄浊，或顾及气虚血伤，内外同治，虚实兼顾，疾病方可向愈，不可执一论而处全方，不然顾此失彼，久不能瘳。

### 案 68：补气清肝法治疗视物模糊案

赵某，女，63 岁。患者主诉气短不续，伴乏力，视物模糊难忍，眼中分泌物较多，纳食一般，失眠，二便调。舌红苔白稍腻，左关稍浮，沉取无力；右寸浮，沉取无力，右关无力之象明显。从整体症状及舌脉而言，当属气阴不足，虚火上炎，但左关稍浮，双目分泌物较多，为肝经郁热的表现。治以补气养阴，清肝明目，潜阳安神。

| | | | |
|---|---|---|---|
| 生地黄 30g | 北沙参 15g | 枸杞子 15g | 牡丹皮 15g |
| 生栀子 9g | 当归 20g | 青葙子 15g | 密蒙花 10g |
| 麦冬 15g | 生牡蛎 20g | 山茱萸 15g | 牛膝 15g |
| 太子参 30g | 藿香 10g | 佩兰 10g | 柴胡 9g |

7 剂

按：此案未用东垣补气升阳之法，因考虑两脉均有不足之象，且夹有肝经郁热，阳气与阴血皆不足，故补气养阴两法并用，佐以养肝清虚热、化湿祛浊之品，服药后症状大为好转，后以补气养阴、清虚化浊法以善后。

### 案 69：双补脾肾、通络清虚法治疗严重乏力案

张某，女，45 岁，主诉近 3 年来周身乏力明显，甚则行走不能，至各大医院行检查未见异常。平素情绪急躁，失眠健忘，怕热怕冷，舌红苔薄白，两脉浮大。患者两脉浮大而乏力异常，考虑当为肝肾亏虚、虚热上浮，但其情绪急躁，故夹有肝经虚热，治以补益肝肾、潜阳敛降，稍佐通经络、清虚热之品。

| | | | |
|---|---|---|---|
| 生黄芪 30g | 知母 15g | 当归 15g | 煅磁石 10g |
| 熟地黄 20g | 石斛 20g | 丝瓜络 15g | 川芎 10g |
| 肉苁蓉 15g | 山茱萸 20g | 地骨皮 15g | 五味子 6g |
| 生龙牡各 30g | 桂枝 15g | 炒白芍 15g | 炙甘草 9g |

二诊：诸症大减，自诉精神状态大为好转，周身力气恢复如初，3 年来未曾如此云云，继续守法守方以善后。

按：补气升阳、滋补肝肾为临床惯用常规手法，笔者在此基础上多有所增减，如有气机郁滞则少佐柴胡、绿萼梅、生麦芽等疏肝理气，或

加丝瓜络、路路通、秦艽以疏通经络，兼有血瘀者酌加丹参、鸡血藤、茜草等活血养血，且不伤正气。如需填补肾精，则以温润柔养之肉苁蓉、熟地黄、菟丝子、金樱子等为主，冲淡平和。临证所见病证中，大剂补气佐以升阳治法见效较快，养血补血佐以滋阴则不可速瘳，气为无形，血乃有质，所属不同耳。

### 案 70：补气升阳、宣通痰热法治疗乏力身重案

陈某，女，36 岁。主诉乏力明显日久，身体沉重，晨起口苦口干，睡眠不实，偶有心悸，咽部异物感，时有周身窜痛不适。舌淡红苔薄白，两脉沉，左关脉滑搏。考虑为气虚清阳不升，夹有湿热肝火为患，湿浊下注则身体沉重，肝火流窜经络则周身不适，胆热郁滞则口苦口干，气虚下陷则乏力明显。故治以补气升阳，宣通肝胆痰热，佐以活血通络。

| | | | |
|---|---|---|---|
| 黄精 30g | 葛根 20g | 防风 10g | 柴胡 12g |
| 黄芩 15g | 青皮 10g | 香附 10g | 瓜蒌皮 24g |
| 浙贝母 10g | 竹茹 30g | 桃仁 10g | 红花 10g |
| 丝瓜络 30g | 升麻 9g | 石菖蒲 20g | 远志 15g |

二诊：服药后诸症大减，乏力、口苦、周身疼痛等基本消失，晨起口干，舌脉较前好转。湿热去而阴伤显，加清肝养阴之品，前方加减。

| | | | |
|---|---|---|---|
| 黄精 30g | 葛根 20g | 柴胡 12g | 青皮 10g |
| 瓜蒌皮 24g | 浙贝母 10g | 竹茹 30g | 桃仁 10g |
| 红花 10g | 丝瓜络 30g | 石菖蒲 20g | 远志 15g |
| 夏枯草 20g | 煅磁石 20g | 玄参 30g | |

按：关于周身沉重、乏力等疾病以女性居多，于季节交替时多见，病机不一。气血阴液不足无以滋养润泽周身经络，络脉空虚，如内生痰火为患，凝滞于经络之间，日久血脉不通则内聚，聚而不得散阴血更不得通畅充盈，故二者互相循环，此时"不荣则痛""不通则痛"并存而致病，故见身体沉重而懒钝。在治疗原则上，补益气血、滋润经络可充盈周身之空虚，且气壮则气行，血满则血畅，再佐以瓜蒌、浙贝母、竹茹、黄芩、连翘等清热化痰，桃仁、红花、赤芍、鸡血藤等活血化瘀通络，笔者临床中亦常用秦艽、威灵仙、忍冬藤、羌活等疏通经络、畅达气血，多可获效。

### 案 71：脾肾双补法治疗倦怠异常案

梁某，女，54岁，自诉周身倦怠乏力异常，精神不振，活动后明显，头昏脑涨不能自持，时有心悸，心中惶惶不可终日，寒热均不可耐受，纳食一般，睡眠较差，小便黄，大便调。舌淡红苔薄白，两脉沉弦细。此为气虚不能温煦，卫表不能固摄，护卫之力不足，故畏寒、怕热均在；清阳不得上升头窍，故头晕目眩。《内经》云："上气不足，脑为之不满，耳为之苦鸣，头为之苦倾，目为之眩。"然，肾气起于下焦，为一身阳气之根本，肾主志而藏精，倦怠异常并非仅为气虚不能升举，亦有肾精损耗不得充盈滋养脏腑之意，肝肾不足而五脏失和，下焦阴火可随之而起。

治疗以双补脾肾为主，少佐以潜藏之品。方中以生黄芪、人参、麦冬、五味子以大补元气，升麻、仙鹤草以升举阳气，取地黄丸之三补之药充养下焦，加龟甲以滋阴潜藏，少佐知母、黄柏以清泄下焦相火，巴戟天以调和阴阳，鼓动下焦阳气。14剂后诸症大减，继续调理以善后。

按：此类患者并非少见，很多医家喜欢用补中益气的方药，但是临床中单纯使用该方的情况较少，或伴有阴血不足，或伴有肝火内生，或伴有肾精虚热，需要进行变通才能收到良好的效果。李东垣之元气虚阴火冲理论虽有需要商榷之处，但变化后使用；临证之中如仅补益气血则下焦不可充养，药力不能持久，病情势必反复；如仅充养下焦则元气不能速生，取效较慢而诸症不能缓解。故以双补脾肾为主，兼顾元气与肾精，取效较为快捷，善后则以此方出入加减，填补充养日久之亏耗。

### 案 72：补元气泻阴火法治疗五心烦热案

葛某，女性，29岁，自诉五心烦热6年余，曾服用多剂养阴潜阳生津中药未能见效，仔细询问后诉无盗汗、潮热，伴乏力，精神倦怠，饭后困倦感，纳眠可，二便调。舌淡苔薄白，两脉沉细。此为元气虚而阴火内生，但其两脉沉细，故兼有肝肾阴血不足，下焦相火渐生，宗东垣法治之，以补中益气为主，佐泻阴火之知柏，加滋阴养肾之地黄、山茱萸，龟甲以滋阴潜阳、稳固下焦，使阴火安于宅。7剂后五心烦热大减，再稍作加减而愈。

生黄芪 30g　　　麦冬 15g　　　五味子 9g　　　升麻 9g

| 柴胡 9g | 知母 15g | 黄柏 9g | 泽泻 10g |
| 猪苓 10g | 葛根 12g | 生地黄 24g | 山茱萸 15g |
| 龟甲 12g | 地骨皮 20g | 牡丹皮 12g | |

### 案 73：清热化湿、通络止痛法治疗湿热痹案

孙某，男，43岁，主诉四肢关节胀痛多年，行相关检查未见异常，曾多次服用中西药，症状时轻时重，多方寻医，偶至余处，观其面色沉暗发黄，沉闷不语，诉四肢关节胀满疼痛不适感，晨起明显，舌苔白稍厚，两脉模糊不清，沉取更甚。此应为湿浊化热后流注关节，气分阻滞不畅，以吴鞠通宣痹汤加减，加忍冬藤以清热解毒通络，乳香、全蝎以止痛，二妙丸以清热利湿。

| 滑石 20g | 杏仁 9g | 生薏苡仁 30g | 防己 15g |
| 清半夏 9g | 瓜蒌 24g | 蚕沙 20g | 焦栀子 10g |
| 大豆黄卷 15g | 延胡索 12g | 忍冬藤 24g | 仙鹤草 30g |
| 连翘 15g | 威灵仙 20g | 乳香 6g | 全蝎 3g |
| 苍术 15g | 黄柏 9g | | 7 剂 |

二诊：诸症大减，关节处活动爽利，情绪大为缓和，原方进退加减。

按：湿热痹于北方较南方相对少见，但北方高地，湿浊容易化热生燥，久居湿地或感受寒湿之人，日久郁闭不得宣泄，则湿热流注于关节，遂成疼痛、憋胀、沉重感。全方以清热化湿、通利关节为主，加入乳香、全蝎一则可活血调畅郁滞，二则可通络止痛，湿热阻滞经络者，忍冬藤清热通络，可堪大用。吴鞠通宣痹汤是主治湿热痹的主方，湿热痹证见骨节烦痛，活动不利，形寒发热，面目萎黄，小便短赤，舌质红，苔黄腻或灰滞。由防己、杏仁、滑石、连翘、山栀、薏苡仁、半夏、晚蚕沙、赤小豆组成，痛甚，加片姜黄、海桐皮，具有清化湿热、宣痹通络之功，湿热之邪必有出路，方中赤小豆、薏苡仁、滑石，引湿热之邪从小便排出，临证加减后取效颇捷。另有一病案与之类似，患者为老年女性，就诊时四肢关节胀满疼痛，晨起最为显著，尤其以双手胀满不能屈伸为主，曾辗转多名医者处未见好转，初始处方以清热利湿、通利关节类药物，但症状缓解不明显，查其舌苔中心有一干燥板结处，问其大便不爽，

于前方中加芒硝一味，服药后大便通畅而关节疼痛明显缓解。后感悟到，湿热凝滞日久，经络为之阻塞，肠腑不通而有形之痰浊无以宣泄外出，故泄下后络脉、肠腑畅通无阻。患者仅遗留双手胀满感，诉似有热气自指尖窜出，再调方以天仙藤散、指迷茯苓丸等方药加减，症状亦缓解。指迷茯苓丸出自北宋王贶所撰《全生指迷方》，原方由茯苓、枳壳、半夏、风化硝组成，主要用于治疗脾失运化，痰停中脘之证导致的脘闷臂痛或四肢浮肿，笔者在此基础上加用茯苓皮、姜黄、桑枝、白芥子、僵蚕以加强利湿、散结、通络之功，对于肩臂疼痛，双手胀满，酸软不适等病证，效果更佳。

### 案 74：清肝降肺法治疗汗出不止案

齐某，男，32岁，主诉平素极爱出汗，汗出以头部为主，稍动或饮食后更为明显，头如水洗样，淋漓不止，此状况已有数年，自服用药物后未见好转。初诊之时，正值夏季，果然见到头汗甚多，自诉平素情绪较为急躁，脉诊为两脉弦稍数，舌红苔薄白。考虑虽为汗出，仿佛为肺脏所致皮毛开泄不利，但观其脉象，应为肝经郁热，日久则火盛，木火刑金，肺气被逼迫而毛窍开，腠理开泄故见汗出；且肝火夹肺热而上炎，故头部汗出明显，如单纯为肺热壅盛，未必在头部汗出，因肺主皮毛，可见周身汗出或不耐寒热。处方以养肝阴、清肝火为主加减，加桑叶以清肺经邪热，百合以清养肺阴。

| | | | |
|---|---|---|---|
| 生地黄 30g | 淡竹叶 12g | 牡丹皮 15g | 生栀子 12g |
| 当归 15g | 柴胡 9g | 薄荷 9g | 焦白术 15g |
| 知母 20g | 苍术 15g | 桑叶 20g | 百合 20g |

5 剂

二诊：服用前方后出汗明显好转，基本与常人无异，效果颇为显著，复诊之时两脉弦数之象已缓和，但左脉沉取较弱，右尺沉取有力，考虑肝经郁火，日久伤及肝阴，阴血已然暗耗损伤，且气分夹有热邪，肠道积滞未去。根据上述情况调整处方，加用生石膏以清气分之热，焦槟榔下肠道积滞。

| | | | |
|---|---|---|---|
| 生地黄 30g | 北沙参 12g | 牡丹皮 20g | 生栀子 15g |

| 生白芍 30g | 柴胡 9g | 薄荷 9g | 生石膏 20g |
| 知母 20g | 麦冬 20g | 桑叶 20g | 百合 30g |
| 焦槟榔 15g | 玄参 12g | | 7 剂 |

服用上方后大便通畅，汗已不出，后随访一切正常。

按：温病大家王孟英曾云："肝郁深沉，木火易炽，小柴胡、逍遥散辈貌合而神离，误施必然决裂。"可谓一语中的，当今之人肝气郁滞者较多，医者多喜用柴胡疏肝散、逍遥散等进行治疗。但北方高地易生燥热，气郁日久容易化火，故郁火较盛，随之销铄肝阴肝血，疏肝理气多偏于辛香温燥，用之必然伤阴耗血，虽短期可见效，但郁火持续存在，温燥之药犹如火上浇油，愈演愈烈。此案为汗出不止，病源起于肝火上冲肺金，故选方以一贯煎为主，加清肺养阴之品。肝体阴而用阳，故应时时顾及肝血、肝阴，肝体充足，肝用方可顺畅，王旭高《西溪书屋夜话录》论治肝病颇为详细，可作为参考。

### 案 75：清化湿热透达法治疗汗多异常案

杨某，男，25 岁。自诉汗多异常已有数年，明显时周身汗出不能止，伴有乏力倦怠，无其他不适，纳眠可，二便调。舌淡红苔黄白相间而腻，右脉沉濡无力，左寸弱，关尺沉取尚可。诊时单凭脉象，自认为右脉沉濡无力当属气阴不足，不能敛汗所致，理所应当以益气养阴敛汗治之。但脉诊后再望舌，舌苔底层为白腻，其上罩有薄黄，尚未化燥。再诊右手脉，浮中取则弱，沉取方得濡缓之象，方知脉诊尚未明晰。此为湿浊内蕴中焦气分，阻遏气机不得宣畅，故见舌脉如气阴两虚之象。当治以清化湿浊，开泄中焦。

| 青蒿 12g | 竹茹 30g | 黄连 6g | 薤白 6g |
| 苍术 12g | 藿香 10g | 佩兰 10g | 郁金 12g |
| 枳实 9g | 生薏苡仁 20g | 茯苓 15g | 瓜蒌 15g |
| 茵陈 12g | 浙贝母 12g | 蒲公英 30g | |

按：古人谆谆教诲，四诊合参缺一不可，有自诩脉诊高明者，单以脉诊定病处方，或有言中病机且取效者，则洋洋得意，不知四诊缺一不可。笔者临证之中有得有失，有因病情错综复杂，终以脉诊而定病取效者，亦

有未参四诊而单以脉诊处方而未效者，或有脉证不合而舍脉从证亦取效，或有舌脉不符而以舌诊而处方全瘳者，不可以一言而蔽之，故临证以取效为准则，以拔除消弭病根为目的，不可一叶障目不见泰山，慎之慎之。

### 案76：通腑泄浊兼养阴法治疗多汗证案

龚某，女，82岁，主因日久汗出不止就诊，伴口干舌燥，饮水不解渴，纳食一般，小便黄，大便可。舌淡红苔薄黄，左脉弦细，右脉濡数。综合症状及舌脉，考虑一有湿热阻滞于中焦，二有阴血不足之虚热。治疗以养肝血、清肝热、化痰热为主，方处一贯煎、小陷胸汤加减。

| | | | |
|---|---|---|---|
| 苍术 15g | 浙贝母 15g | 连翘 12g | 佩兰 10g |
| 生地黄 30g | 麦冬 18g | 北沙参 15g | 酒大黄 15g |
| 瓜蒌 20g | 黄连 6g | 清半夏 9g | 冬瓜子 30g |
| 牡丹皮 12g | 栀子 10g | 白芍 30g | 滑石 12g |

7 剂

二诊：患者诉汗出较前好转，夜间明显，口干舌燥、纳食均好转，小便可，大便较前通畅。舌淡红苔白较腻，左脉弦欠缓，右脉沉稍弱。湿热渐化，热退而湿浊显现，前方减清热通浊之品，加茯苓、生薏苡仁、石菖蒲等淡渗利湿。

| | | | |
|---|---|---|---|
| 苍术 15g | 浙贝母 15g | 连翘 12g | 佩兰 10g |
| 生地黄 30g | 北沙参 15g | 酒大黄 12g | 瓜蒌 20g |
| 黄连 6g | 清半夏 9g | 冬瓜子 30g | 滑石 15g |
| 泽泻 12g | 藿香 12g | 茯苓 20g | 生薏苡仁 30g |
| 石菖蒲 15g | | | 14 剂 |

按：临床中阴虚夹有湿浊或湿热的病证并不少见，古代温病学家对于此种情况也较为棘手，补阴养血易滋腻敛邪，化湿祛浊易耗伤津液，治疗上颇有掣肘之处。于内科杂病中二者可以并用，滋阴生津可润泽板结之痰浊凝滞，犹如河道存有淤泥先灌注活水；而祛痰化浊可疏散畅通气血，犹如开辟河道清除秽浊，故两法兼施，更有助于河清而无所阻滞，临证之中，笔者多用此法治疗阴虚夹湿热者，取效亦可。其实，古方中

如温脾汤、乌梅丸之寒热并用的方剂也十分常见。由此可见,处方用药之时存乎一心,可试探性的进行思维突破,不能被固定思维所局限,有时会收到意想不到的效果。

### 案 77:补气滋阴潜阳法治疗多汗、尿频案

武某,女,64 岁。患者主因汗出过多、夜尿频繁就诊,自诉汗出时头面如水洗状,淋漓不止,且有夜尿频繁、腰酸乏力、双目干涩等症状;舌红苔薄,两脉弦滑,沉取则减。考虑气虚而不能固摄津液,阴虚不能敛阳而亢于上,故汗多而伴夜尿频,其脉弦滑沉取则减,为虚象。治以补气敛汗、养阴潜阳。

| | | | |
|---|---|---|---|
| 生地黄 30g | 玄参 10g | 麦冬 10g | 枸杞子 20g |
| 生黄芪 30g | 当归 10g | 荷叶 15g | 金银花 10g |
| 连翘 15g | 白芍 15g | 生白术 20g | 生牡蛎 30g |
| 磁石 20g | 浮小麦 30g | 苍术 12g | 14 剂 |

患者 1 月余后再次就诊,自诉服用前方后汗出基本痊愈,故未及时复诊。目前仍有烘热感,夜尿频多、腰酸乏力、眼睛干涩,舌稍红苔薄,两脉弦大,沉取无力。考虑前方以补气养阴、固表止汗为主,现气阴不足、虚火内生之本虚已显现,前方加用二至丸、补骨脂等以强腰固肾收涩,方药如下。

| | | | |
|---|---|---|---|
| 生地黄 30g | 玄参 10g | 麦冬 10g | 枸杞子 30g |
| 生黄芪 30g | 当归 10g | 连翘 15g | 白芍 20g |
| 生白术 30g | 生牡蛎 30g | 磁石 20g | 女贞子 30g |
| 补骨脂 10g | 狗脊 15g | 桑寄生 30g | 川牛膝 30g |
| | | | 14 剂 |

### 案 78:清热燥湿开泄法治疗顽固性自汗案

王某,男,52 岁,自诉夏季汗出不止已然十年余,曾多次服用中西药未见好转。经朋友介绍就诊于笔者门诊,患者汗出时大汗淋漓,面部及前胸后背犹如雨下,擦汗不止,甚为苦恼。舌红苔黄腻,右关脉弦滑,左寸关大沉取无力,左尺滑。中焦脾胃痰热内停,蒸腾于上则清窍为

之开泄不止，且肝肾阴虚夹有湿浊困阻下焦，故气机不得宣畅，周身气血不得周流，先以清热化痰、利湿开泄为法。选孟英法合四妙丸，处方如下。

| | | | |
|---|---|---|---|
| 瓜蒌 30g | 浙贝母 12g | 冬瓜子 18g | 海浮石 20g |
| 海蛤壳 15g | 苍术 15g | 黄柏 9g | 生薏苡仁 30g |
| 川牛膝 20g | 泽泻 10g | 丹参 15g | 黄连 9g |
| 生地黄 20g | 香附 10g | | 14 剂 |

按：服药后症状大减，出汗减轻十之七八，后逐渐加用补肾养心之药以善后，海浮石、海蛤壳治疗老痰顽痰效果尚可，海蛤壳尚有清肝、软坚散结之功。古人治病之法，可虚实并进、寒热共调，大方复制法是也；也可先后有序，先治标再治本，步步为营法是也。笔者闲暇之余喜爱厨艺，医理与厨艺颇有相通之处，从食材的选用、加工方式、佐味加减、烹饪方式等，均有法度可循，譬如中药之选择部位、采收时节、炮制方法、方剂组合等，菜品有单炒，食材单一，有混搭，食材颇多，类似于制方中单味方药、大方复制法，内含道理颇有暗合之处，值得玩味。

### 案 79：清肺化痰凉血法治疗汗出多年案

国某，女，46 岁。自诉汗出十余年，上午明显，头面部持续汗出不止，时轻时重，伴晨起咳痰，痰色灰黑，平素情绪较急躁，纳食尚可，小便黄，大便调。舌红苔白干，右寸浮滑数，关尺弦。左寸弱，关弦稍数。此为肺经痰热深伏，肝火内盛上犯。治疗以清肺化痰止汗，凉血泻肝补阴为主。

| | | | |
|---|---|---|---|
| 生地黄 30g | 牡丹皮 15g | 郁金 12g | 生麦芽 10g |
| 桑白皮 15g | 桑叶 30g | 海蛤壳 15g | 金荞麦 20g |
| 瓜蒌皮 24g | 赤芍 12g | 地骨皮 20g | 牡蛎 20g |
| 防风 12g | 白薇 15g | 女贞子 15g | 墨旱莲 15g |

7 剂后汗出大减，右寸脉浮滑之象减退，关尺仍滑，左脉弦。前方去二至丸，加胡黄连 9g，莱菔子 12g 以推动积滞、消化食积。

按：此类汗出较为少见，以肺经痰热深伏为主，夹肝火阴虚。故以桑白皮、桑叶清肺热，金荞麦、海蛤壳、瓜蒌皮化胶结之顽痰，生地黄、地骨皮、白薇清热凉血，二至丸养阴，佐郁金清心行气，生麦芽舒肝。服药后咳痰减而汗出退，肺主皮毛，痰热清而毛窍合，肝火息而肺叶宁，且凉润灌溉肝木及肺络，诸证好转。

### 案 80：清肺宣窍治疗不汗出案

吴某，女，30 余岁，自诉近一年来不能正常出汗，热时则烦闷，天热或运动后则烦闷更甚，但深究原因则不能追忆，既往汗出畅通，无其他不适，纳眠尚可，小便偏黄，大便较干结。舌淡红苔薄白，右脉浮取偏滑，右尺沉滑，左寸偏弱，左关弦。考虑为热邪内蕴于肺，毛窍不能开泄，故而汗出；肺与大肠相表里，肺热郁闭不宣故肠腑传导失司，先治以清肺热、祛风宣窍为主，遵"肺药取轻清"之意，宣达上焦。

| | | | |
|---|---|---|---|
| 紫苏叶 9g | 荆芥 12g | 藿香 9g | 麻黄 5g |
| 金银花 12g | 桑叶 15g | 麦冬 15g | 桔梗 12g |
| 芦根 30g | | | 3 剂 |

服至 2 剂则汗出而畅，烦闷顿失，已无所苦。后诊脉右寸浮滑已平复，右尺沉滑，左寸偏弱，左关弦，此为大肠存有热结，肠腑尚未通畅，且素体心肝血分亏虚，肝气过于亢盛，先令其服用当归龙荟丸清肝通肠，再以养心补血泄肝调理则愈。

### 案 81：燮理阴阳潜镇法治疗更年期案

谷某，女，55 岁。自诉从更年期开始后便汗出不止，平素动则满头大汗，继而周身汗出不止，昼重夜轻，伴双足心发热，严重失眠，情绪急躁，曾多方求治而不得效。其小便黄，大便黏腻，舌红苔黄腻，两脉沉滑而偏数。

此为阴虚火旺夹有痰热阻滞，仅养阴则易滋腻，单化痰则易伤阴，故以养阴为主，佐以清化痰热，二者相合治之。处方以生熟地黄、二至丸、玄参以滋补肝肾，牡丹皮、知柏清泻相火，加龟板、磁石、牛膝以潜阳引火下行，佐温胆汤以清化痰热，一诊后症状好转，但仍汗出较多，两脉滑象不明显，呈现沉细偏数之象。二诊思虑良久，考虑病机虽为阴虚火旺，但日久伤及肾阳，故仿景岳法阴中求阳，前方加巴戟天、淫羊藿、枸杞子等药以温补下焦阳气，以达阴阳相配之效。再诊患者大喜告知，汗出已好转大半，颇为难得，以前方继续加减调理善后。

按：更年期综合征中医称之为经断前后诸证，主要以烘热汗出、潮热面红、五心烦热、头晕心悸、失眠健忘等一系列症状为表现，大多数医家认为与天癸将竭关系密切。《内经》云："七七，任脉虚，太冲脉衰少，天癸竭，地道不通，故形坏而无子也。"结合临床表现，认为属于肝肾精血亏虚，或夹有肝火，或兼见痰热，治疗上多以滋补肝肾、填精益髓为主，选方如知柏地黄丸、左归丸、二仙汤等。需要注意兼证十分常见，如肾精不足，则肝血必然受累，乙癸同源，木不涵水，阴虚阳亢，如肝郁内热，则见失眠、心烦、胸胁苦满、头晕目眩等证，疏理肝气可选柴胡、青皮、香附、郁金、酸枣仁等，清泻肝火可用牡丹皮、夏枯草、龙胆草、钩藤；如饮食不节，日久酿湿生痰，郁而化热，痰热阻滞肝胆及心包，则见口干口苦、胆怯善恐、心悸失眠、梦多烦扰等证，治疗中应加瓜蒌、浙贝母、海蛤壳、竹茹、滑石、胆南星、冬瓜子等以清热化痰祛浊。还要兼顾实火的情况，此病多会因症状缠绵难以缓解而出现心烦、易怒、急躁等症状，此时会间杂脏腑实热，尤其是心肝之火，以及脾胃之热，需要考虑稍佐二三味清泄实火的药物，如栀子、连翘、淡竹叶、黄连、生石膏、蒲公英以清心凉心、泄胃火。此外，临证之中下焦精血不足有两种常见情况：一种为五心烦热，自觉心烦意乱，但膝下至足部不凉者，此为阴虚火旺偏重，可酌加知母、黄柏、二至丸以滋阴泻火；另一种为膝下至足部凉而不易暖，但上半身燥热难耐者，此为阴阳俱虚，可酌加巴戟天、淫羊藿、鹿角胶、补骨脂等以阳配阴。整体用药要把握温润缓养、远刚用柔，尽量避免使用附子、肉桂、仙茅等辛温燥烈药物。犹如于灯中续油，不可只撩灯芯，不然则舍本逐末。

## 六、五官科疾病

### 案82：通达胆热、化浊养阴法治疗顽固性口苦案

任某，女，73岁，自诉口苦多年，顽固不能祛除，已试用多种方法但效果不佳，自觉腹部热感，手足心发热，时有恶心，无呕吐及反酸烧

心，纳食较差，失眠，小便黄，大便1～2日一行，质尚可。舌红苔黄稍腻，中有裂纹。右寸浮滑，沉取关尺弦细稍数，左寸数，沉取关尺弦数。考虑素体阴虚内热明显，但标实为中焦湿热化燥，肝火内盛伤阴。治以清热开泄，养阴祛浊，清阳明气分，养心肝血分。

| | | | |
|---|---|---|---|
| 青蒿 12g | 竹茹 30g | 枳实 12g | 郁金 15g |
| 麦冬 15g | 芦根 30g | 白茅根 30g | 浙贝母 15g |
| 生地黄 20g | 蒲公英 30g | 生石膏 20g | 北沙参 12g |
| 川楝子 9g | 牡丹皮 12g | 茵陈 12g | 姜半夏 9g |

7剂

二诊：口苦、手足心发热、恶心均较前好转，舌红苔黄腻稍松动，中有裂纹。右脉弦滑，寸脉浮取明显，沉取关尺弦滑，左寸数，沉取关尺弦细。上方似有不逮之处，加用通腑祛浊之品，以促进痰热从大便而去。

| | | | |
|---|---|---|---|
| 青蒿 12g | 竹茹 30g | 枳实 12g | 郁金 15g |
| 麦冬 15g | 白茅根 30g | 浙贝母 15g | 生地黄 20g |
| 生石膏 20g | 北沙参 12g | 牡丹皮 12g | 茵陈 12g |
| 冬瓜子 20g | 酒大黄 9g | 瓜蒌 18g | 焦神曲 20g |
| 焦槟榔 12g | | | 7剂 |

按：服药后症状明显好转，再以养阴生津、凉肝清热法善后。笔者长期浸淫温病之理法方药，对于湿热证在杂病中的应用尤为关注，因其难以速瘳，并且北方湿浊易于转化为湿热交缠，日久则再次转为湿热化燥，北方气候偏于干燥少雨，饮食多肥甘厚味滋腻，故多见之，常规湿温病治法不能达到快速解决问题的效果。故笔者在北方湿热杂病的治疗中，多于清热化湿、解毒化痰的基础上，加用通腑泄浊、养阴生津之品，一则使湿热积滞可随大便而去，二则滋润耗伤之阴液而不敛邪，多可收到事半功倍的效果。

### 案83：通腑化浊法治疗口黏异常案

田某，女，52岁，自觉口干黏腻异常，饮水不解渴，纳食一般，眠差，小便黄，大便偏干。舌红苔薄黄而干，右脉沉取关尺滑稍数，左脉细偏数。此为湿浊日久化热，已成化燥势而伤津液之势，犹如土地板结泥泞，不能蓄水涵养，水液无以正常流通，故上焦不得滋润，而见口干黏腻。此为湿浊化热日久，已成化燥伤津之势，先从中焦入手，待热去浊化，再议养血安神以善后。

| | | | |
|---|---|---|---|
| 青蒿 12g | 竹茹 20g | 酒大黄 12g | 枳实 12g |
| 藿香 10g | 佩兰 10g | 瓜蒌 20g | 麦冬 18g |
| 白茅根 30g | 白芍 20g | 连翘 12g | 茵陈 12g |
| 焦槟榔 12g | 浙贝母 15g | 冬瓜子 30g | 7剂 |

按：此类患者临证所见颇多，如果饮食不慎，偏于肥甘厚味，中焦易于湿浊内蕴，逐渐化热生燥，出现湿热化燥局面。中焦为气血生化之源，湿热困阻于内，气血化生必然不能正常，日久气血两伤，而血为有形之物质，易亏而难生。《黄帝内经》云："年四十而阴气自半。"阴血暗耗而不得以充养润泽，心主血而肝藏血，血虚则心神失养、肝魂失濡，日久则见失眠、心悸等证。治疗先以清化中焦湿热为主，待湿热化去之后，再以养阴生津滋养濡润治之，不然补益而不能进，反而增生滋腻之弊端。此外，胃土及肠腑蜿蜒曲折，易藏污纳垢，如湿热蕴结日久，秽浊不化，则凝滞于内不得解，有时需加活血化瘀通络药以松动板结，使痰浊湿热易于排出，如桃仁、红花、丹参、三棱、莪术之类，亦可选择鳖甲、土鳖虫、僵蚕、水蛭等力猛峻烈之药。吴又可在《瘟疫论》中曾论述："夫痼疾者，所谓客邪胶固于血脉，主客交浑，最难得解，且愈久益固，治法当乘其大肉未消、真元未败，急用三甲散，多有得生者。"原方由鳖甲、龟甲、穿山甲、蝉蜕、僵蚕、煅牡蛎、土鳖虫、白芍药、当归、甘草组成，具有活血软坚、散结通络的功效。近代许多医家用于肝硬化、结缔组织病、特发性纤维化、类风湿关节炎等疾病，笔者在临证中遇到顽病痼疾也多效仿用之，以虫类药走窜经络，消磨顽痰死血，散除攻冲凝滞之硬结，对于顽固性头痛、关节痛、皮下硬结、下肢静脉曲张、闭塞性血管炎等疾病，具有很好的效果。

## 案 84：通腑化痰、芳香祛浊法治疗口苦黏腻案

孙某，女，74岁，自诉口苦黏腻，口干饮水不解渴，时有口舌干燥

感，或间断口舌生疮，纳眠可，大便偏黏腻。舌红苔薄黄，右脉滑稍数，左脉稍沉。此为中焦湿热化燥，兼有肠腑不畅。当治以清化痰浊，通腑泄浊。

| | | | |
|---|---|---|---|
| 瓜蒌 20g | 浙贝母 15g | 连翘 12g | 酒大黄 12g |
| 苍术 9g | 藿香 10g | 佩兰 10g | 蒲公英 30g |
| 枳实 9g | 竹茹 30g | 青蒿 10g | 黄芩 12g |
| 冬瓜子 30g | 焦槟榔 10g | 槐花 15g | 7 剂 |

方以清热化痰泄浊为主，加以通腑之品。冬瓜子味淡清轻，具有润肺、化痰、消痈、利水的功效，可以用于痰热咳嗽、肺痈、肠痈、水肿等疾病。其实，冬瓜是一种北方常见的蔬菜，生长在田间地头，房前屋后，基本不用刻意去施肥打理，也会自行生长。尤其是在一些杂乱污浊的环境中也能顽强开花结果，具有类似于莲花出淤泥而不染的特性，我认为冬瓜子具有化湿浊、祛污秽、升清阳的功效，在湿热导致的内科杂病中多用之。《本草述钩元》载："主腹内结聚，破溃脓血，凡肠胃内壅，最为要药。"

二诊：患者诉口苦减轻，口舌干燥等症状消失，大便通畅，每日2～3次，质偏稀。纳眠可，小便黄。舌稍暗红苔薄黄，根部稍腻。右脉偏沉，尺脉明显，左脉沉。考虑湿热痰浊已祛除大半，右尺仍未平复，口苦仍在，继续予清化痰浊为主，佐以行气活血之品。湿热痰浊之邪务必拔除清净，不然犹如炉中火虽息，灰烬仍有余热，容易复燃而致病。

## 案 85：清肝泻肺法治疗严重口苦案

李某，女，71 岁。主诉严重口干口苦数月，伴有失眠，小便深黄，夜尿频多，曾多方求治而不得效。舌暗红少苔，两脉偏滑而数，右寸浮滑。考虑为肝火旺盛，肺热壅滞，夹有阴血不足，火味为苦，肝火上炎煎灼肺金，肺气不降，津液不能正常敷布，故见口干口苦；日久肝肺之热暗耗灼伤阴血，心神失养，故见失眠。当治以清肝泄肺，养阴生津。

| | | | |
|---|---|---|---|
| 桑白皮 20g | 黄芩 15g | 北沙参 20g | 麦冬 15g |
| 海蛤壳 15g | 谷精草 20g | 夏枯草 15g | 蝉蜕 10g |

| 连翘 15g | 知母 15g | 葛根 15g | 玄参 30g |
| 黄精 30 | 天花粉 20g | 龟甲 12g | 五味子 9g |
| 乌梅 9g | 黄连 6g | 炙甘草 6g | |

二诊：服药后症状稍好转，自诉原来咽中有痰不多且不易咳出，咳出则为胶状黏痰，左关脉滑数，前方效果未能速效，加重清化胶痰之力。

| 桑白皮 20g | 酒黄芩 15g | 北沙参 20g | 海浮石 20g |
| 海蛤壳 15g | 金荞麦 30g | 瓜蒌皮 18g | 谷精草 20g |
| 夏枯草 15g | 蝉蜕 10g | 连翘 15g | 知母 15g |
| 葛根 15g | 黄精 30g | 龟甲 12g | 莱菔子 10g |

三诊：服药后症状大减，口干明显好转，失眠、食欲均好转，夜尿同时减少。舌暗苔薄，两脉沉滑。以前方加减出入，加桃仁、赤芍以增强活血之力，使胶痰更易于松动排出。

按：此案为肝肺之火较盛，初诊用药偏于清肺养阴，祛痰之力不足，胶痰阻滞上焦则周身津液不能输布，故见口干口渴；二诊加重清肺化痰之力，以海浮石、海蛤壳、金荞麦、瓜蒌皮、莱菔子以攻冲胶痰顽结，服药后症状明显好转，诸症减退。经验教训有二：一则处方顾及方面较多，力量不能集中，故痰火祛除之力不强，未能集中优势力量而攻之；二则对于日久之病情，即便为上焦之症，亦可用气味雄厚之品，可快速扫清顽痰固结，且当加入行气通腑之品，下坠而使痰火有路可去。

### 案 86：补气温肾法治疗严重畏风案

杨某，女，54 岁。主诉怕冷畏风数年，伴心悸、头晕、汗出，后背寒冷如掌心大，气短乏力明显，纳食一般，睡眠较差，舌淡红有裂纹，两脉沉细。考虑为气虚不能固摄，肾虚温阳失司，且心神失养，血不上濡。治疗以补气固摄、温肾祛寒。

| 生黄芪 30g | 知母 12g | 五味子 6g | 生龙骨 24g |
| 生牡蛎 24g | 浮小麦 30g | 柏子仁 20g | 防风 10g |
| 熟地黄 20g | 当归 15g | 煅磁石 20g | 枸杞子 10g |
| 桂枝 12g | 白芍 12g | 天麻 15g | 柴胡 9g |

14 剂

按：此类患者临床亦较为多见，且易伴有情绪不稳状态，一则为阳气不足，温煦之力欠佳，一则为血亏失养，润泽之力不足，故治疗上当双补气血，补气可参东垣之法，养血可参景岳之意，且少佐疏肝活血之品，效果更佳。如畏寒怕风较为严重，可加重温肾补阳祛寒之品，如炮附子、细辛、巴戟天、淫羊藿之类。曾记程门雪公论及补肾药提及，可大致分为温补和温散，温补如巴戟天、肉苁蓉、鹿茸、枸杞子、锁阳等，温散如附子、肉桂、仙茅、补骨脂、淫羊藿等，颇为有理。我在临证中对于下焦精血不足兼有阳虚者，多用生熟地黄、女贞子、墨旱莲、龟甲、鹿角胶，配合巴戟天、补骨脂、淫羊藿，以阳配阴，助阴药运化以生精血；对于阳气不足且伴有寒邪内生者，配合附子、枸杞子、鹿茸、细辛等，以补火助阳祛寒散邪，效果也较好。

### 案87：滋阴潜阳、透热敛疮法治疗顽固性舌痛案

刘某，女，66岁。1年前出现舌左侧灼热疼痛，夜间明显，伴有口干，饮食尚可，睡眠欠佳，二便可。就诊于北京口腔医院，诊断为灼口综合征，给予对症治疗，未见好转，后又诊断为口腔念珠菌病，给予氟康唑抗真菌、制霉素等治疗，仍未见好转。后又于外院服用中药，大抵以清热泻火、滋阴生津为主，未见好转，口痛反复发作，痛苦不堪，严重影响饮食及睡眠。患者偶然访至余处，实属无奈之举。观察舌苔并无异常，舌淡红苔稍白干，左脉沉细，关脉沉而稍躁，右关脉滑，尺弱。思虑良久，痼疾顽证当从脉象入手，其左脉沉细而关稍躁，为阴血亏虚，夹有肝经郁热不得疏发，曾服滋阴药未见明显效果，仅以滋阴生津处方，未予温润潜镇引火下行，且肝经郁热未能清泄发越。治以滋阴潜阳、清透郁热，以大剂熟地黄滋补肾水、知母以清虚热、磁石以潜镇，以僵蚕、全蝎、五倍子以解毒化浊敛疮，延胡索止痛，白及收涩，加葛根以使津液上达，蝉蜕、川芎、决明子、连翘以透发郁热、清肝发散。更佐以蒲公英、清半夏、竹茹以清热化湿。

| 清半夏 9g | 竹茹 20g | 僵蚕 15g | 蒲公英 20g |
| 决明子 15g | 连翘 12g | 白及 12g | 延胡索 9g |
| 全蝎 3g | 五倍子 10g | 熟地黄 40g | 煅磁石 15g |

知母 15g          川芎 10g          葛根 20g          蝉蜕 15g
                                                        7 剂

二诊：自诉舌痛已然缓解，从未有过如此舒服之感受，强烈要求复诊。又诉小便余沥不尽，不能控制，一诊因舌痛难忍故未曾提及，舌、脉较前无明显变化。原方加蒲黄、侧柏叶以凉血，萆薢以利尿化浊，桑螵蛸以补肾收涩。服药后已痊愈，后因失眠等就诊于余处，常念及舌痛云云。

按：舌痛者临证中不甚多见，治法各异。一般多数以清心泄热、滋阴降火、化湿祛浊为主。此证从舌脉及症状分析，系肾水大亏、虚阳上亢，且夹有肝经郁热，故仅清心泻热、滋阴生津效果不显，当大补肾水、潜镇虚阳，兼顾清透郁热、发越散火，佐以虫类药以通络止痛，方药虽然无规矩，但抓住核心病机，用药随机而定。

近年临证遇疑难杂症颇多，时感自身之不足，有时冥冥有感，临证处方，并非一成不变。见热清热，见痰化痰为治病之较浅者，如临证所见阴虚阳亢，清利实热之药也当加入少许，因虚火上炎所导致的症状，日久患者必然因疾病而出现心烦、急躁等症状，实火势必由此而生。此外，对于疾病和药物本性来讲，平淡清流之方药对于某些疾病不能起到应有的效果，如日久之梅核气用半夏厚朴汤效果欠佳，可选三子养亲汤或清热化痰汤加入海浮石、海蛤壳开痰化积，甚至加入治疗顽痰固结之礞石滚痰丸、皂角刺、芒硝、胆南星等可取效快速。细想日久梅核气之病机，初起为气滞痰阻，日久则酿生顽痰胶结，进一步导致瘀血入络，若仅认为梅核气为气滞痰阻，一见此病即给予半夏厚朴汤、玄麦甘桔汤等方药，则距离实际病情远矣。临证之时，常规思维受到限制，就必须找寻出路，不然势必无效，故针对疑难杂症或沉疴旧疾之时，一是必须抓住核心病机，二是用药要下狠手，轻描淡写不能清除疾病。针对脾胃亏虚者，此法不可。近期有一患者脾胃亏虚，服药甚多，遍访名家，仍时好时坏，就诊于余处，直言相告，如想彻底痊愈，必须谨遵医嘱，停用所有中西药，只服少量中药，处方平淡无奇，大抵参苓白术散、资生丸加减，稍佐运脾清淡之品，服药之时少量即可，且告知服药必须三个月以前才可见效，否则半途而废，如能遵医嘱方开药，不然不予处方，患者唯唯诺诺，答应之后开方取药，后逐渐好转。临证万千，病有急缓，治有轻重，随证处方，方可中的。

## 七、皮外科及妇科疾病

### 案 88：补气养阴、清热解毒法治疗多年痤疮案

刘某，女，36 岁，主诉痤疮多年，面颊及下颌明显，色暗红突出，根盘硬结，伴有刺痒，月经前症状加重，曾多次就诊于外院，给予外用激素、口服中药等，均未见明显好转。舌淡红苔薄黄，两脉沉细稍数。从舌脉而言，应为气阴不足之象，故初始以补气养阴，佐以清虚热为主，因月经前期症状加重，考虑伴下焦阴火上冲，以乌蛇荣皮汤加减，但症状改善不明显。后调整思路，在补气养阴基础上，加用清热解毒之品，症状明显好转。处方如下。

| | | | |
|---|---|---|---|
| 黄精 30g | 葛根 15g | 防风 10g | 白芷 10g |
| 天花粉 20g | 生地黄 30g | 当归 15g | 地骨皮 15g |
| 紫草 12g | 煅磁石 20g | 龟甲 15g | 石决明 30g |
| 赤芍 15g | 桃仁 10g | 红花 10g | 白蒺藜 9g |
| 桂枝 12g | 炒白芍 15g | 生甘草 9g | |

二诊：服药后痤疮明显好转，月经前未再次出现痤疮加重情况，原有痤疮较前平复，留有暗红色痘印，舌淡红苔薄白，两脉沉细。前方加皂角刺、土茯苓以消磨顽痰死血。

按：此案患者舌、脉不典型，用药时顾虑过于寒凉清热而导致脾胃不和，故初诊未加用清热解毒之品，以乌蛇荣皮汤加减处方。该方为李可老中医经验方，用于多种皮肤疾病，但整体药性偏温，此案用之效果不明显；考虑仍有热毒蕴结于内不得发越，故以养阴清热祛风为主，加地骨皮、紫草、天花粉、白芷、白蒺藜等清热凉血解毒、透散祛风之品，同时以煅磁石、龟甲、石决明以重镇潜阳、敛浮阳之火。《黄帝内经》云"心，其华在面"，故以桂枝、赤白芍、生甘草应和"损其心者，调其营卫"之意，效果始著。

痤疮临床多为热毒蕴结所致，治以清热解毒为多，甚则黄连、黄芩、苦参等苦寒直折，但临床辨证以实际为主，当根据患者体质、舌、脉等

处以方药。而下颌部见痤疮多为下焦阴火，一般伴有肝肾精血亏虚，在治疗上可选陈士铎引火汤或左归丸之类进行加减，笔者多加龟甲、川牛膝、煅磁石等滋阴潜镇，引浮游之火下行。痤疮毕竟在面部，白芷、防风、白蒺藜等祛风之品不可少，且为热毒凝聚，血得热而行，过于寒冷反冰伏血脉，当佐温通活血之品。

### 案89：清热凉血解毒法治疗脱发案

郭某，女孩，9岁。家属代诉，患儿数年前突然出现脱发，仅一片位于头顶部，光滑无毛发长出，无其他不适症状，曾使用中药外涂后好转，但近期再次出现上述情况，与上次位置不同，纳眠均正常。平素容易出现发热，一旦发热则体温极高，伴扁桃体肿大，舌脉均未见。

此类脱发可称之为斑秃，原因多数以血热、肾虚二种最为多见，儿童尚小，饮食、二便等均正常，平素嬉笑玩耍均活泼，唯有夜间睡眠之时躁动较多；且平时易出现高热，扁桃体肿大，故考虑当属于营血热盛为主，处方以清热凉血为主，佐以透热通下。

| | | | |
|---|---|---|---|
| 水牛角 15g | 生地黄 20g | 牡丹皮 12g | 侧柏叶 12g |
| 川芎 9g | 钩藤 12g | 酒大黄 9g | 郁金 12g |
| 蝉蜕 9g | 桑叶 15g | 连翘 9g | 丹参 10g |

7剂

配合外涂药物如下。

| | | | |
|---|---|---|---|
| 侧柏叶 30g | 生地黄 30g | 荷叶 30g | 白茅根 30g |
| 生栀子 15g | 生地黄 15g | 生姜 12g | 7剂 |

二诊：服药后诉食欲较前减退，不如之前旺盛，未诉其他不适，舌质深红苔黄白腻，状似杨梅舌，呈点刺状。突然看到女孩舌苔，不禁愕然，临证之中见到此类杨梅舌者委实不多，前方辨证为血分郁热，以清营汤加减，因考虑患儿年龄故剂量偏小。孩童稚阴稚阳之体，如果平时饮食不加以节制，容易出现热邪深入的情况。杨梅舌可能有以下原因：一则营血分热毒炽盛，夹有痰热、食积阻滞于内，邪重而药轻；二则营血分之热毒有外透倾向，类似于温病学家所言之伏邪外发之象。考虑患儿为血分热毒炽盛，夹有痰热食积，治疗上加大清热凉血、透热转气药

物剂量，酌加清热开泄化痰之品，以瓜蒌、浙贝母、冬瓜子清化痰浊、导滞下行，以期借阳明之通路而下。

| | | | |
|---|---|---|---|
| 水牛角 20g | 生地黄 20g | 牡丹皮 12g | 钩藤 12g |
| 酒大黄 12g | 郁金 12g | 蝉蜕 9g | 桑叶 15g |
| 连翘 12g | 丹参 10g | 焦神曲 15g | 瓜蒌 20g |
| 浙贝母 12g | 栀子 9g | 冬瓜子 20g | 7 剂 |

月余后患者家属来电告知，脱发已然痊愈，新发长出，再看舌苔已然正常，转为淡红舌薄白苔，颇为欣喜。嘱其调节饮食，清淡为主。

按：近年来因工作压力较大，情志抑郁或焦虑，以及过子时不寐等因素，脱发患者甚多，中医多归于血热风燥、肝肾阴虚两大证型，亦可见于气血不足、痰湿阻滞等病机。笔者对肝肾亏虚夹有虚热者，常用生熟地黄、二至丸、桑椹、龟甲、补骨脂以滋补精血，加羌活、络石藤、葛根以引药上行，稳固发根；夹有痰浊而见头油较多者，加白蒺藜祛风止痒、生侧柏叶清热凉血、土茯苓利湿解毒、瓜蒌皮化痰祛油等；兼有血热者，则加牡丹皮、炒栀子、紫草、白薇、羚羊角以清热凉血解毒。需要注意的是，补肾法需要缓缓图之，非朝夕之功，临床观察认为至少三个月才能见到较为明显的效果。

### 案 90：清热化湿、养阴固肾法治疗阴道炎案

肖某，女，36 岁，主诉阴道炎多年，反复使用抗生素治疗，用药时可好转，但反复发作，烦恼不堪。近期再次复发，但服用抗生素后未见好转，阴部瘙痒难忍，分泌物未见明显增多，纳眠可，二便调。舌淡苔白稍腻，脉未见（远程）。该患者为脱发女童之亲，见孩童服药后脱发痊愈，遂就诊于笔者，以电话远程叙述病情。从舌苔分析，应为湿浊下注所致，湿浊日久不得化解，容易郁久化热，扰动下焦气化不利，久用抗生素可能会伤及下焦阳气，暂用傅青主之完带汤加减，配合外洗止痒。

| | | | |
|---|---|---|---|
| 苍术 15g | 生白术 12g | 车前草 30g | 柴胡 9g |
| 荆芥穗 15g | 茯苓 15g | 生薏苡仁 30g | 泽泻 10g |
| 益母草 12g | 黄柏 9g | 藿香 10g | 佩兰 10g |

郁金 12g　　　　羌活 10g　　　　白鲜皮 15g　　　　牛膝 15g

牡丹皮 12g　　　　　　　　　　　　　　　　　　　7 剂

外洗方如下。

青黛 20g　　　　白鲜皮 30g　　　　地肤子 30g　　　　黄柏 20g

嘱其外采马齿苋煎汤同用。

方中少佐黄柏清下焦内热，郁金以疏肝清热，牡丹皮泻肝中相火，藿香、佩兰走中焦以芳香化湿，牛膝以引药下行兼有活血化瘀之功。

二诊：服用后上述症状基本缓解，舌淡红苔薄黄，要求继续调理巩固，自诉平时倦怠乏力，腰膝软弱，故治以补气养阴、固肾强腰为主。

生地黄 30g　　　山茱萸 20g　　　北沙参 12g　　　麦冬 15g

酸枣仁 20g　　　炙甘草 6g　　　太子参 20g　　　杜仲 15g

桑寄生 20g　　　牡丹皮 12g　　　白薇 15g　　　柴胡 9g

连翘 12g　　　焦神曲 10g　　　焦白术 12g　　　7 剂

按：完带汤为傅青主治疗带下的著名方剂，其论曰："夫白带乃湿盛而火衰，肝郁而气弱，则脾气受伤，湿土之气下陷，是以脾精不守，不能化荣血以为经水，反变成白滑之物，由阴门直下，欲自禁而不可得也。治法宜大补脾胃之气，稍佐以舒肝之品，使风木不闭塞于地中，则地气自升腾于天上，脾气健而湿气消，自无白带之患矣。"论述精辟，处方妥帖，后世医家莫不以此为准。临证中，如带下日久，则暗耗脾肾之精气，漏下绵绵不绝，必然腰酸倦怠而乏力，此时当佐以温肾固涩之品，如菟丝子、金樱子、益智仁、炒杜仲、狗脊等，温固肾气以使气升，固涩下注之精微，以免利湿化浊损耗脾肾之气，反至迁延不愈。

### 案 91：清热化湿凉血法治疗顽固性湿疹案

刘某，女，45 岁。自诉湿疹反复发作多年，缠绵难愈，以双耳内侧、双眼、肛周为主，瘙痒难忍，多次求医于各大医院，病情时轻时重，未能痊愈。舌红苔薄白，两脉沉滑，左关为著。此为湿浊化热，久则波及血分，湿热血动流窜三焦，治以清热化湿，凉血止痒。方中生地黄、地骨皮、当归养血凉血，滑石、生薏苡仁、茯苓皮利湿化浊，桑白皮顺畅肺气，茵陈合寒水石清湿中之热，佐升麻、蝉蜕以透散，马齿苋、生地榆走下焦清热凉血，更加生甘草解毒。同时配合中药外洗方。服药 7 剂后症状大减，原方加减进退。

| | | | |
|---|---|---|---|
| 生地黄 20g | 当归 15g | 地骨皮 24g | 桑白皮 15g |
| 地肤子 12g | 白鲜皮 20g | 滑石 15g | 生薏苡仁 18g |
| 茵陈 15g | 寒水石 20g | 枳壳 12g | 茯苓皮 30g |
| 蝉蜕 9g | 升麻 12g | 马齿苋 20g | 生地榆 15g |
| 生甘草 15g | | | |

### 案 92：清胆化浊利湿法治疗反复湿疹案

吴某，女，28 岁，主诉两耳郭内侧湿疹多年，经年不愈，夏日明显，瘙痒难耐，发病时湿疹处渗出黄水甚多，苦不堪言，曾服用中药治疗后症状可好转，但不能痊愈，时轻时重，平素大便黏腻不爽，带下较多且黄白皆可见。舌红苔水滑，脉滑稍数，左脉按之较弱。

湿疹的治疗惯性思维应从肝经入手，多以湿热为多，且湿与热二者相合，难分难解，缠绵不愈，符合温病学家所言"如油入面"。肝经湿热趋下者较多，一般以下焦病为多见，如带下、遗精等，胆经循行环绕耳部，头面部穴位多涉及两侧，故从胆经湿热论治亦无不可。当然，肝、胆二经常相伴为病，始终未脱离肝胆湿热这一核心病机，选用蒿芩清胆汤加减。

| | | | |
|---|---|---|---|
| 青蒿 15g | 黄芩 12g | 枳实 12g | 竹茹 20g |
| 青黛 12g | 滑石 15g | 生甘草 9g | 陈皮 9g |
| 龙胆草 9g | 生地黄 15g | 柴胡 6g | 泽泻 15g |
| 生薏苡仁 30g | | | |

同时佐以外用药（枯矾、地肤子、白鲜皮、薄荷等分）以清热燥湿、解毒止痒。

7 剂后湿疹明显好转，病变范围缩小 80% 左右，局部渗出明显减少，瘙痒显著减轻，根据前方为主加减继续治疗。在清热化湿基础上，逐渐加用养阴、健脾之品，考虑到患者之前长期服用清热利湿药物，可能出现利湿后伤阴损脾，且中焦健旺后湿气渐消。

按：蒿芩清胆汤与龙胆泻肝汤的不同之处在于，前者主要是清泄胆热，并且偏于治疗热重于湿方向。个人体会主要用于少阳胆经湿热，病位重点在于胆、胃，故方中有青蒿、竹茹清热化湿，青黛凉肝解毒。龙胆泻肝汤主要治疗病位偏下，方中泽泻、车前子、通草清热利湿，使邪有出路，即便临床所见肝胆火盛者，龙胆泻肝汤也并非适宜，应选择夏枯草、钩藤、连翘等清肝泻热之品。其实本例患者同时伴有肝经湿热下注，故选择龙胆草、泽泻等从下焦清化湿热，上下同治。此外，之前治疗湿疹多不配合外敷散剂，此次配合应用后效果颇佳，因湿疹在于表皮肌肤，外用可祛风燥湿、解毒止痒，亦属于因势利导之法。需要注意的是，湿疹作为一种缠绵难愈的疾病，饮食、情志都起到十分重要的作用，辛辣刺激、精神紧张都会加重疾病，治疗时应该十分注意。

### 案 93：清阳明、养血祛风治疗皮肤瘙痒案

吕某，女，58 岁。主诉皮肤瘙痒多年，时有发作，无固定部位，苦不堪言，无皮疹及出血点等出现，纳食一般，二便可。舌红苔薄黄，右脉稍滑数，左脉弦细。右脉滑数为气分有热不得宣泄之意，左脉弦细为阴血亏虚不能濡养之象，故治以清阳明之热，滋阴分之虚，佐以祛风止痒。

| | | | |
|---|---|---|---|
| 连翘 15g | 浙贝母 12g | 石膏 20g | 麦冬 15g |
| 栀子 12g | 生地黄 30g | 白鲜皮 20g | 桑白皮 12g |
| 酒大黄 9g | 防风 12g | 蝉蜕 10g | 郁金 15g |
| 鸡血藤 30g | 当归 15g | 白芍 20g | 乌梅 9g |
| 银柴胡 10g | | | 7 剂 |

方中以连翘、浙贝母、栀子清透郁热，生地黄、当归、白芍、麦冬以养阴补血，合"治风先治血"之意，佐以祛风止痒之白鲜皮、桑白皮、防风、蝉蜕等，全方含消风散及过敏煎之方义，7 剂后大为好转，继续加减遂愈。

### 案 94：祛风通络活血法治疗面部抽动案

海某，女，62 岁。近 2 周来自觉左面部抽动感，怕风畏寒，呈逐渐

加重趋势，无肢体活动不利。舌红苔干燥，两脉弦而偏燥，左寸弱。辨为风寒痹阻经络，夹有阴虚瘀血。治疗以祛风通络为主，佐以养阴活血，虫类药所用必然。

| | | | |
|---|---|---|---|
| 羌活 10g | 防风 10g | 连翘 15g | 胆南星 10g |
| 生地黄 20g | 全蝎 3g | 丝瓜络 20g | 路路通 10g |
| 白附子 9g | 川芎 10g | 桃仁 10g | 天麻 15g |
| 地骨皮 20g | 丹参 15g | 白芷 10g | 地龙 10g |

3 剂大减，以前方加减收功。

按：此类疾病多见中风先兆，应当仔细甄别，如为局部面部抽动，则风寒阻络者居多。该患者年过半百，阴血不足，但其内热而生燥，感受风寒之邪，闭塞毛窍，郁热涌动而不得出，合而为病。祛风不忘养阴，通络必加活血，此其治也。病情稳定，以养阴潜镇缓缓善后，更为佳法。古方牵正散出自《杨氏家藏方》，由白附子、白僵蚕、全蝎各等分，具有祛风化痰，通络止痉之功效，主要针对风邪痰浊阻滞头面部经络导致的口眼㖞斜、肌肉颤动、三叉神经痛等。整体药性偏于温燥，临床应用需要注意，如伴有阴虚不足、燥热内生的情况，需要酌加养阴生津、清虚敛疮药物，处方才能妥帖。

### 案 95：解毒透散法治疗头面部带状疱疹案

狄某，男，82 岁，头部带状疱疹 1 月余，头面部疼痛剧烈，犹如过电般迅速，频发而不能止，就诊于外院给予对症治疗，症状稍好转，后辗转至余处，查其后颈部散在暗红色连接成片斑点，舌红苔薄白。两脉沉滑。

曾有孙一奎之师黄古潭治疗其弟胁痛创瓜蒌红花甘草煎，效果卓然。但此患者为热毒上行头面清窍，非肝郁燥热之胁肋部疱疹。故仿东垣普济消毒饮，取酒黄芩、升麻、僵蚕以攻散风邪，蒲公英、连翘、生石膏清热解毒，全蝎、蜈蚣以毒攻毒而止痛，加玄参以滋润而收敛浮游之火，再加贯众解热毒，桑叶理上焦热，白芷辛香透散，赤芍元胡以行气活血。7 剂后好转大半，原方加减收功。

按：瓜蒌红花甘草煎治疗带状疱疹为人熟知，原方记载于《医旨绪余》，其弟夏季行路中感受热邪而过劳，平素性格暴躁，突然出现"左胁痛皮肤上一片红如碗大，发水泡疮三五点，脉七至而弦，夜重于昼"。他医认为肝经郁火，用黄连、青皮、香附、川芎、柴胡之类治疗，反而出现疼痛加重剧烈。次日早上查看"其皮肤上红大如盘，水泡疮又加至三十余粒"。他医再于前药加青黛、龙胆草，但"其夜痛苦不已，叫号之声，彻于四邻，胁中痛如钩摘之状"。再看已经"红已及半身矣，水泡疮又增至百数"。孙一奎请教其师黄古潭先生，黄师曰："切脉认病则审矣，制药订方则未也。"故处方大瓜蒌一枚、粉草二钱、红花五分，服后霍然而愈。对此案进行分析可以得出，肝经郁火夹有热毒，不得用辛温燥烈之品，不然如火上浇油，热毒势必张狂；并且也不可单用苦寒清热之品，不然苦寒化燥，冰伏遏制郁火，火不得发泄，则攻冲肆虐，疾病陡然增重。清热、润燥、缓急、解毒之瓜蒌红花甘草煎，可开郁火之凝滞，通热毒之聚集，构思奇巧，颇有效验。后代医家多尝用之，但临证中同样需要灵活变通，疱疹多为热毒邪气凝滞，流窜于经络而疼痛明显，如有素体气血不足者当少佐人参、当归、仙鹤草之属，有夹有肝郁气滞者加郁金、香附、青皮类，有阳明腑实者增生大黄、芒硝、冬瓜子以通腑泄热祛毒，种种变证，临床灵活处之。若见上焦及头面部疱疹疼痛难解者，以清透上焦轻窍、攻散解毒郁火为主，此为热毒郁火为患，用力大峻猛之药方可取效快捷，变通耳。

# 后 记

　　《杏林寻云》乃吾踏入中医之门整整二十年之作，回首二十年间酸甜苦辣皆尝遍，盖平素以桑莲界自居，其名出自清代《冷庐医话》，其文曰："木之用桑为多，曰叶，曰枝，曰花，曰椹，曰根皮，曰汁，曰耳，曰瘿，曰油，曰虫，曰寄生，曰螵蛸，凡十有二。果之用莲为多，曰密，曰节，曰茎，曰叶，曰蒂，曰须，曰花，曰房，曰实，曰薏，曰汁，曰粉，亦十有二。二物皆有丝，一禀金气，一得水精，《理虚元鉴》谓物性有全身上下纯粹无疵者，惟桑与莲，良有以也。"金气与水精二者相互滋生，循环无端，内涵太极之意，故名桑莲，亦喻中医之本。界者，范围之称，亦为吾入中医之境，故名桑莲界。恍然已入岐黄之道二十载，赤子之心仍未稍改。该书中所载皆为吾感悟之随笔，亲身之治验，或有描摹古人心意而遵照者，或有据实情而临证变化者，或有思维之起伏跌宕，或有心中意会有所得者。然，于古今医海之中，仅为一细流耳，医海泛舟而有得，取水炼液而成金，学无止境，不敢懈怠。

　　中医易学而难精，非朝夕之功，古人言："锲而不舍，金石可镂"，吾辈当立足时代，以大格局之眼光，秉承"传承、吸收、创新、突破"的理念，卓砺奋进，持续攀爬。中医历经千年而不衰，始终扎根于中华文化之土壤，生生不息，不断孕育出新的理法方药，而疗效是其具有蓬勃活力的根本源泉，古今医家莫不以此为准绳。在日新月异的大背景下，笃定岐黄之信心，攻克所遇之疾患，彰显中医之气魄，当为吾辈之担当！

曹云松

# 曹云松医话医案选

医海泛舟，金石可镂。须弥芥子，大千一苇。